KB121842

핵 · 산 · 식 · 이 · 요 · 법

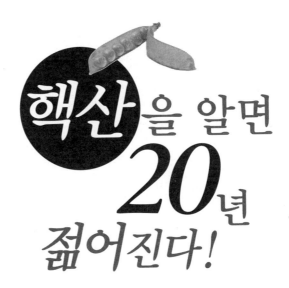

핵산을 알면
20년
젊어진다!

의학박사 **벤저민. S. 프랭크** 지음

박영한 옮김

예신 Books

1962년 노벨 의학·생리학상을 수상한 워슨과 크릭의 DNA 이론이 영양 의학에 미친 영향은 실로 막대하다. 특히 벤저민.S.프랭크 박사가 DNA 이론을 영양 이론에 적용한 핵산 식이 요법은 영양 의학에 있어 하나의 획을 그을 만하다.

오늘날과 같이 각종 환경 오염과 물질적 풍요에 따른 잘못된 식생활로 성인병이 급증하는 현실에서 성인병의 예방뿐 아니라 몸의 젊음을 유지하고 활력을 불어넣는 그의 핵산 식이 요법은 획기적이라고 할 수 있다. 그 이론은 20년 간의 연구와 수많은 검증을 통해서 입증되어 왔다.

더욱이 놀라운 사실은 핵산 식이 요법은 서양에서보다 동양에서 더 손쉽게, 더 효과적으로 실천할 수 있다는 점이다. 세계 최고의 장수 국가인 일본에서 이 책이 밀리언셀러가 될 수 있었던 이유가 바로 그 때문이었다.

젊게 보이려면 어떻게 해야 할까? 이 문제에 대한 해답은 지금까지 수없이 많이 제시되었다.

일반적으로 날씬해지면 젊음을 되찾을 수 있다고 생각한다. 그래서 다이어트 법이 각광을 받고 있다. 과연 그럴까?

확실히 뚱뚱한 사람이 날씬해지면 10년은 젊어 보인다.

그러나 결코 모든 사람에게 적용되는 진리는 아니다. 나이를 먹을수록 지나치게 마른 사람은 오히려 늙어 보인다. 또 살을 빼려고 무리하게 다이어트를 하다가 몸을 망치기도 한다.

선진국 여러 나라는 물론이고, 우리나라에서도 마르기만 하면 젊어진다는 생각은 더 이상 통용되지 않게 되었다. 젊어진다는 것, 젊게 보인다는 것은 보다 근본적인 문제와 관련이 있다. 즉, 세포가 건강하고 젊지 않으면 몸은 젊어질 수가 없다.

이 책은 세포부터 젊게 만드는 현실적인 이론을 제시하고 있다.

저자는 핵산 식이 요법을 통해 단기간에 젊어지고 노화를 방지한 환자를 대상으로 연구한 결과, 세포를 분열하고 단백질을 합성하는 '핵산'이 신비의 효과를 나타낸다는 공통된 특징을 발견하였다.

핵산이 부족하면 20대부터 노화가 촉진된다고 한다. 특히, 가공 식품이 범람하는 시대에 있어 현대인의 빠른 노화는 피할 수 없는 적일 것이다.

이러한 노화의 대안으로 저자는 식생활 전반에서 쉽게 접할 수 있는 '고핵산 식품'을 이용한 식이 요법을 체험자와 실증 치료를 통해 명쾌한 답을 제시하고 있다.

몇 년 전 원서를 읽고 이루 말할 수 없는 흥분과 감동을 느꼈다. 꼭 이 책을 번역해 출판하고 싶었다. 번역을 하면서 그의 생각을 독자가 잘 이해할 수 있도록 부분적으로 고쳐 썼다.

이 책을 읽는 독자 여러분에게 감사를 드리며, 건강한 삶을 살아가는 데 보탬이 되길 바란다.

역자 씀

3 고핵산 식이 요법의 효과 • 87
노화 현상을 막는 DNA 핵산 효과의 비밀

1
유전자 과학의 대발견

기미, 주름, 탈모, 백발 등의 노화를 가져오는 것은?

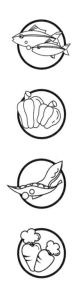

반년 만에 10년 이상 젊어진다?

누구나 뜻밖의 옛 친구를 만나면, 특히 그가 보고 싶었던 사람이라면 몇 시간씩 즐겁게 이야기 꽃을 피울 것이다.

"넌 어쩜 그대로니!"

"너야말로 그대로다! 아이까지 낳고도 옛날과 똑같네."

서로 인사는 이렇게 하면서 사실 상대의 얼굴이나 동작에서 아마 다른 것을 느낄 것이다.

'잠깐 못 본 사이에 꽤 늙었네.'

'대학생일 때는 곱고 귀여웠는데 벌써 눈가에 주름이 많이 잡혔구나.'

이처럼 몇 년 만에 만난 친구의 변화에 내심 놀랄 것이다.

그러나, 당신이 느낀 바를 상대방 역시 똑같이 느낀다는 것을 과연 몇 사람이나 인식하고 있을까?

오랜만에 만난 친구일수록 당신 스스로는 깨닫지 못했던 당신의 작은 주름이나 기미, 흰머리카락 한올까지 재빨리 알아보고 당신이 실제 나이보다 훨씬 늙어 보인다고 생각할 것이다.

당신은 스스로 젊다고 생각할지 모른다. 그러나 당신의 몸은 분명 당신의 감정을 따라 주지 못하고 있다. 그것은 당신 자신보다 주위에 있는 사람들이 더 잘 알고 있다.

당신 친구들은 당신의 주름과 기미, 흰머리를 보면서 자신들은 당신 같이 늙어가는 것을 바라지 않을 것이다. 분명 당신보다 젊어 보이고 싶어할 것이다.

불로장수는 유사 이래 인류 공통의 소원으로, 누구나 오래도록 젊음을 유지하고 싶어한다. 그래서 인류는 오랜 세월 젊어지기 위한 방법을 연구하였지만 유감스럽게도 이렇다 할 성과를 거두지 못하였다.

그러나 이제 그 소원을 이룰 수 있게 되었다. 노화를 극복하고 언제까지나 젊게 살 수 있는 비밀의 열쇠를 발견한 것이다.

이 책에서 소개하는 내용은 쉽게 믿기 어려운 사실들이다. 그러나 나는 기적에 가까운 사실로 보고하고 싶다.

반년 만에 10년 이상 젊어진다?

아마 당신은 공상 과학이나 옛날 이야기에서 가능한 일이라 말할 것이다.

그러나 이것은 내가 두 눈으로 똑똑히 본 사실이다. 벌써 20여년 전의 일이지만 나는 그때 그의 변화를 분명히 기억하고 있다.

최초의 기적을 만나다

그가 내 진료소를 찾아온 것은 이따금 일어나는 협심증에 의한 발작 증세 때문이었다.

변호사인 그는 고된 일 탓인지 아니면 지병 탓인지 37세인 나이보다 훨씬 늙어 보였다. 거의 50세에 가까워 보였다. 핏기 없는 얼굴, 벗겨 지기 시작한 앞머리, 검고 마른 피부, 표정을 바꿀 때마다 여기저기 잡 히는 깊은 주름, 둔한 동작에다 억양이 없는 낮은 목소리 등 그의 몸 어디에서도 에너지의 발산은 도무지 찾아볼 수 없었다.

나는 그에게 협심증을 치료하기 위한 가장 일반적인 조치를 하였다. 발작을 예방하기 위해 니트로글리세린을 처방하고 간단한 '식이 요법' 을 지시했다.

지시에 따른 그는 한 달 정도 지나자 협심증 발작이 거의 없어졌다 고 했다. 그래서 니트로글리세린의 양을 크게 줄였다. 두 달쯤 지나자

가슴의 통증도 많이 가셨다고 했다.

빠른 속도로 건강을 회복하고 있었기 때문에 내심 놀랐으며, 그 이상으로 믿기 어려운 사실들을 접하게 되었다. 병이 치료됨에 따라 혈색이 좋아짐은 물론, 특히 피부에 윤기가 흐르면서 눈에 띄게 탄력이 생기기 시작했다.

그 뿐 아니었다. 그의 얼굴에 각인처럼 새겨져 있던 주름이 이마와 눈가, 그리고 입가에서 차츰 사라지기 시작했다.

또한, 다시는 나지 않을 것 같았던 앞머리카락이 배냇머리처럼 수북이 자라났다. 나는 진료소에 올 때마다 젊어지는 그를 보고 기적을 보는 듯했다.

반년 뒤 그는 어엿한 32, 3세의 청년 변호사로 변해 있었다. 겨우 반년 만에 10년 이상이나 젊어진 것이다.

나는 어떻게든 그 변신의 비밀을 알아내고자 노력했다. 아무리 기적처럼 보여도 거기에는 분명 과학적인 근거가 있을 법했다.

그러나 그에게 처방한 치료법은 새로울 것이 하나도 없었다.

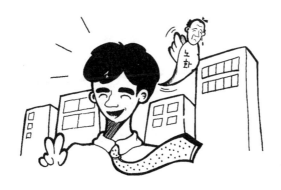

기적은 점차 일어나기 시작했다

⋮

같은 무렵 나는 또 하나의 불가사의한 일을 접하게 되었다. 이번에는 32세의 주부였다.

그녀가 나를 찾아온 것은, 손가락이 관절 류머티즘에 걸렸기 때문이었다. 손가락에 염증이 생겨 열이 심했으며, 그대로 방치해 두면 다른 관절에도 영향을 미칠 것 같았다.

나는 그녀에게 관절 류머티즘의 일반적인 치료를 하고, 몇 가지 처방을 일러 주었다. 염증이 심할 때에는 스테로이드제를 쓰고, 증상이 가벼워지면 관절이 수축되지 않도록 손가락을 충분히 움직여 주라고 했다.

'식이 요법'도 병행했다. 이는 관절 류머티즘 때문이라기보다 그녀의 몸무게를 줄이기 위해서였다.

이미 두 아이를 낳은 그녀의 몸은 꽤 불어 있었다. 결혼 전에 비하면 10kg 가까이 살이 쪘다고 했다. 이대로 가다가는 더 큰 장애를 일으킬 가능성이 컸기 때문에 그녀에게 칼로리가 낮은 식사를 하도록 권했다.

그 뒤 그녀의 관절염은 급속히 회복되기 시작했다. 심한 염증은 거의 찾아볼 수 없었고 다른 관절에 영향을 미칠 염려도 없었다. 그녀의 지병이 일상 생활에 지장을 주는 일도 없어졌다.

지극히 일반적인 치료를 했음에도 그녀 역시 믿어지지 않을 정도로 단기간에 회복되고 있었다.

2개월 뒤 약을 받으러 온 그녀를 보고 나는 깜짝 놀랐다. 그녀는 몰라보게 날씬해져 있었다.

적당히 살이 빠져 통통하고 여성스런 체형으로 변해 있었다. 또 늘어진 뺨과 턱에 묻혀 있던 얼굴의 윤곽이 뚜렷이 나타났다. 조금 무겁게 느껴졌던 눈꺼풀도 얇아져 눈에 생기가 돌았다.

사실 미용 성형 수술의 대부분은 얼굴에 늘어진 살을 제거하는 것이다. 하지만 그녀는 상처 하나 내지 않고 성형을 한 셈이다.

물론 그녀의 인상은 훨씬 젊어져, 연륜 있는 어머니 모습에서 쾌활하고 잘 웃는 27, 8세의 여성으로 바뀌었다. 적어도 5, 6세 정도는 젊어진 모습이었다.

이 두 가지 예는 이후 내가 체험한 놀랄 만한 일들의 시작에 불과했다. 나는 두 사람의 실례를 토대로 어떻게든 젊어지는 비결을 찾아내고자 했다.

마침내 그들에게 실시한 또 하나의 치료법인 '식이 요법' 때문이 아닐까라는 생각을 하게 되었다.

DNA 분자 구조의 규명은 현대 의학의 대발견

⋮

식이 요법으로 젊어질 수 있다? 그 동안 내가 접한 많은 실례가 그 가능성을 분명히 밝히고 있지만, 구체적인 확신은 없었다. 수수께끼를 풀기 위해 나는 영양학을 기초부터 공부하기 시작했다.

그러나 수수께끼는 쉽게 풀리지 않았다. 내가 실시했던 식이 요법의 영양 성분표를 여러 번 검토해 보았지만, 그 어디에서도 젊어지게 할 만한 원인 물질을 찾을 수 없었다.

나는 수수께끼를 풀 수 있을 만한 실마리는 하나도 놓치지 않고 연구하였다. 그때 전 세계 과학자들의 흥미를 끄는 사건이 발생했다.

생물학자인 미국의 제임스 워슨과 영국의 프란시스 크릭은 세포 속에 있는 DNA(디옥시리보 핵산)[1]의 분자 구조를 규명하여 1962년 노벨

---

1) 세포의 핵 안에 있으면서 디옥시리보오스(당)와 인산이 이중 나선 구조를 만들고 있는 분자

의학·생리학상을 받았다. 이 DNA의 이론은 내게도 커다란 빛이 되었다.

DNA를 포함하는 핵산[2]은 생물의 유전 정보를 운반하는 역할을 하거나 새로운 세포를 만들어 낸다. 즉, 핵산은 생물이 생명을 유지해 가는 열쇠라고 할 수 있다.

마침내 '인간의 몸이 노화하거나 반대로 젊어지는 것도 핵산의 작용에 의한 것이 아닐까?' 라는 결론에 도달하였다.

그런데 당시만 하더라도 핵산은 몸 속에서 합성된다는 이론이 지배적이었다. 외부로부터 섭취하는 영양분에 의해 형성될 수 있다는 개연성은 무시되고 있었다. 따라서 식품에 포함된 핵산의 양에 관한 연구는 부진하였고, 관련 정보도 적었다.

나는 부족하나마 기존의 정보를 토대로 식이 요법을 통하여 다시 젊어진 몇 사람의 식습관을 분석해 보았다. 그 결과 젊어지는 비결을 발견하였다. 그들이 즐겨 먹었던 식품은 모두 핵산치가 높았던 것이다.

나는 이 사실이 과학적으로 증명될 것임을 확신했다. 그래서 핵산이 많이 함유된 식품을 환자들에게 적극적으로 권했다.

점차 믿어지지 않을 정도로 질병이 호전되었을 뿐만 아니라 몰라보게 젊어진 모습을 볼 수 있었다.

---

2) 모든 세포에 포함되어 있는 물질로 DNA와 RNA의 두 종류가 있다.

마법의 분자, 핵산의 에너지 효과

:

핵산이 무엇인지 대부분의 사람들은 잘 알지 못한다. 따라서 핵산이 생물의 노화를 막아 젊어지게 한다고 해도 핵산의 작용을 모르면 역시 쉽게 이해되지 않는다.

자세한 이론은 뒤에 서술하겠지만 한마디로 요약하면, 핵산은 '생명의 근원'이다. 모든 생물의 세포 속에 있는 유전자의 본체로서 세포의 분열, 성장, 에너지의 생산 일체를 조절한다. 즉, 생명의 탄생에서 사멸에 이르기까지의 모든 과정을 지배하고 있다.

이 근본적인 사실을 알아야만 나이를 먹으면 누구에게나 나타나는 여러 가지 현상, 즉 덥수룩했던 머리카락이 가늘어지고 숱이 적어지는 것, 싱싱했던 피부가 탄력을 잃고 주름과 기미가 생기는 것, 탄력 있던 몸이 여기저기 축축 늘어지는 것 등이 어디에서 시작되고 어떻게 하면 그것을 막을 수 있는지 알게 된다.

유감스럽게도 고도로 과학이 발달한 시대에 살면서 노화 현상의 원인 및 예방책에 대해 주의를 기울이는 사람은 드물다.

우리는 속이 쓰리면 위장약을 먹고 머리가 아프면 진통제를 먹는다. 다리뼈가 부러지거나 피오줌이 나오면 놀라서 병원으로 뛰어간다.

하지만, 나이를 먹었다고 해서 의사를 찾아가지는 않는다. 즉, 주름이 늘었다거나 기미가 끼고 피부에 윤기가 없어졌다는 이유로 병원 문을 두드리는 사람은 없다. 그것이 분명히 노화의 증상임에도 불구하고 말이다.

물론 노화와 더불어 발생하는 병, 이른바 '성인병'으로 암, 고혈압, 당뇨병, 심장병, 백내장 등의 증상이 나타나면 전문의의 도움을 받는다.

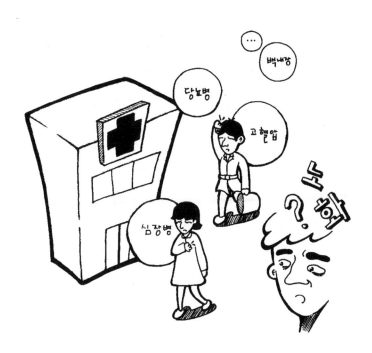

왜 그럴까? 지금까지의 의학 연구 성과로는 나이를 먹으면 왜 노화하는지에 대해 분명한 설명을 해 줄 수 없기 때문이다. 즉, 노화의 원인을 잘 알지 못하기 때문이다.

원인을 모르면 당연히 대처하는 방법도 알 수가 없다. 그래서 아무리 이름난 명의라도 나날이 쇠퇴하는 피부와 몸 혹은 내장에 대해 손쓸 방법이 없는 것이다.

한편으로는 '노화를 막는다'라는 말에 이끌려 단지 노화를 감추기 위해 다양한 노력을 한다.

예를 들면, 화장품이 그렇다. 수분을 잃어 꺼칠해진 피부에는 영양 크림을 바르고, 혈색이 나빠진 얼굴에는 볼 터치와 립스틱을 바른다. 언뜻 젊어진 것처럼 보여 잠시 나이를 잊게 해 주지만 실제 젊어진 것이 아니라는 사실을 본인 스스로 더 잘 알고 있다.

미용 성형 수술도 한다. 나이가 들면서 생겨난 군더더기 살을 제거하는 수술, 주름을 제거하는 수술, 기미와 점을 빼는 수술, 또 숱이 적어진 머리를 위해 머리카락을 심는 수술 등이 그것이다.

이 외에도 늘어진 근육을 긴장시키기 위해 조깅이나 다양한 스포츠를 즐기는 등 헤아릴 수 없을 정도이다.

그러나 어느 것을 해도 몸이 근본적으로 젊어졌다고는 말할 수 없다. 화장품이나 미용 성형 수술로 젊어 보이고자 해도 그것은 화려한 옷을 걸치고 있는 것과 같다.

물론 그 눈물겨운 심정을 모르는 바 아니다. 운동을 하면 근육이 긴장될 수는 있지만, 주름이 없어진다거나 머리카락이 새로 났다는 이야기는 듣지 못했다. 노화의 이론을 모르고는 모든 수고가 헛된 노력에 불과하다.

누구나 나이를 먹으면 필연적으로 노화한다. 그러나 체념할 필요는 없다. 노화의 이론이 해명되었기 때문이다. '핵산 이론'이 바로 그것이다.

핵산 이론은 나의 환자들에 의해 증명되었다. 그들은 '핵산 식이 요법'으로 확실히 젊어졌다.

핵산 식이 요법을 따른다면 20대인 사람은 앞으로도 20대의 젊음을 계속해서 유지할 수 있고, 30대인 사람 또한 30대에 알맞은 피부와 체력을 언제까지나 유지할 것이다.

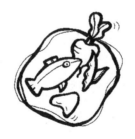

몸의 노화는 핵산의 변질에서 일어난다

:

당신에게는 지금 스스로 느낄 수 있는 노화 현상이 나타나고 있는가? 아니면 아직 그런 것과는 무관하다고 생각하는가?

이미 당신의 몸 어딘가에서 노화 현상이 나타나고 있다면, 그것이 피부든 머리든 혹은 체력이든 점차 몸의 여러 부분으로 퍼져나갈 것이다.

동시에 몸의 여기저기서 다양한 현상이 나타나기도 할 것이다. 당신은 하나하나 접하는 노화 현상마다 각기 다른 원인에서 비롯되었다고 생각할지 모른다.

그러나 그렇지 않다. 당신의 몸 여기저기서 나타나는 노화 현상들의 원인은 표면적으로는 서로 관계가 없는 것 같지만, 사실 하나의 뿌리로부터 시작되었다. 그 뿌리, 즉 근본의 쇠퇴가 다양한 노화 현상으로 나타나는 것이다.

그러므로 근본을 튼튼히 해 두면 그만큼 노화의 진행을 막을 수 있다. 그 근본을 지배하고 있는 것이 '핵산' 이다.

우리 몸은 세포가 분열함으로써 성장하거나 신진대사가 이루어진다. 그러나 변질된 핵산은 불완전한 세포밖에 만들어 내지 못한다.

불완전한 세포란 기능이 저하된 세포를 말하는 것이다. 이것이 노화의 원인이 된다. 단적으로 말해 우리 몸의 노화는 핵산의 변질에서 비롯된다고 할 수 있다.

핵산이 생명의 근원임을 보여 주는 좋은 예로, '유전자 교체' 이론이 있다.

생물은 그 생명이 탄생(여기서의 '탄생' 이란 수정란의 탄생을 말한다)한 시점에서 이미 인종, 체질, 피부색, 생김새 등의 생물학적 형질이 결정된다. 그것은 세포 속의 유전자에 '정보' 가 들어 있기 때문이다. 이 '정보' 가 핵산인 것이다.

전자 현미경으로 보면, 핵산은 길게 이어진 사슬 모양으로 되어 있다. 유전자 교체란 이 유전자를 절단해 다른 생물의 유전자와 결합시키는 일이다.

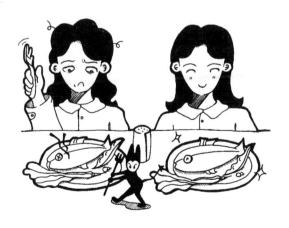

대학의 실험실이나 제약 회사의 연구소에서는 이 방법으로 암의 특효약인 인터페론을 만들어 내거나, 지금까지 생산이 불가능했던 각종 호르몬을 제조하고 있다.

이 원리를 응용하여 핵산을 조금만 조작하면 전혀 새로운 생물을 만들어낼 수 있다. 즉, 상반신은 인간, 하반신은 말인 그리스 신화의 켄타로우스나 프랑켄슈타인 박사가 만든 괴물도 만들 수 있다.

요컨대 핵산은 생명 활동의 가장 근본적인 부분을 지배하고 있다 해도 과언이 아니다.

그러나 생물이 성장기를 지나면서 생명의 근원인 핵산도 그 기능이 크게 저하된다. 주된 원인은 체내에서의 핵산 합성 능력이 저하되어 핵산이 부족하기 때문이다.

핵산의 부족은 핵산의 기능 저하, 즉 노화로 이어진다. 그것은 누구도 피할 수 없는 현상이다.

바꾸어 말해 핵산이 왕성하게 활동하는 한 세포의 작용 또한 활발하므로 몸의 노화는 극복 가능한 것이다. 이것을 가능하게 하는 것이 바로 '핵산 식이 요법' 이다.

변질된 핵산 대신 신선한 핵산을 매일 받아들임으로써 하나하나의 세포가 활성화되어 언제까지나 젊음을 유지하게 되는 것이다. 즉, 세포의 노화는 정지되고, 쇠약해진 세포는 다시 활력을 찾게 된다.

이것이 핵산 이론의 요지이다.

핵산 식품의 섭취로 장수할 수 있다

:

핵산 이론은 '콜럼버스의 달걀'과 같다. 누구나 알고 나면 쉽지만, 선뜻 생각하지 못하는 것이다.

하지만 나름대로의 이유는 있다. 굳이 핵산 식품을 섭취하지 않더라도 매일의 식사에 포함되어 있는 탄수화물이나 단백질 등에 의해 체내에서 합성된다고 여겼기 때문이다. 물론 틀린 생각이다.

분명 핵산은 체내에서 합성되기도 한다. 그러나 합성 능력은 20세 이후부터 급속히 쇠퇴한다. 점차 핵산의 기능이 저하되는 것이다.

노화를 멈추게 하는, 즉 젊음을 유지하는 획기적인 방법은 한마디로 핵산을 많이 섭취하여 그 기능을 활성화하는 것이다. 당신의 식단을 조금만 바꾸어도 충분한 효과를 볼 수 있다. 아마 대혁명이 일어날 것이다.

당신은 고핵산 식이 요법이 너무 간단하기 때문에 '정말 효과가 있을까?', '그렇게 해서 과연 젊어질 수 있을까?' 하고 의심할지도 모른다.

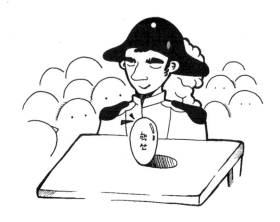

　왜냐하면 지금까지 '젊어지기' 위해 운동이나 화장 따위를 열심히 해 보았지만 눈에 띄는 성과를 올리지 못했기 때문이다. 하물며 식단을 약간 바꾼다고 효과가 있다니 믿어지지 않을 것이다.

　우리 몸은 매일 섭취하는 영양분으로 유지된다. 영양이 풍부한 식사를 하면 건강해지고, 영양이 부족한 식사를 하면 건강을 잃게 되는 것은 당연한 이치이다.

　하버드 대학의 알렉산더 리프 교수는 장수의 비결을 알고자 세계적으로 이름난 장수촌인 남미 에콰도르의 빌카밤바, 파키스탄의 훈자, 러시아의 코카서스 등지를 조사한 바 있다.

　조사 결과 리프 교수는 장수의 비결은 이상적인 영양 섭취에서 비롯된다고 결론지었다.

　오래 살 수 있음은 물론 노화를 막아 언제까지나 젊음을 유지할 수 있는 최상의 방법은 바로 균형 있는 영양 섭취이다. 균형 있는 영양 섭취란 핵산을 많이 포함한 고핵산 식품을 적극적으로 먹는 것이다.

　이 점에서 고핵산 식이 요법은 지금까지의 상식을 단숨에 뒤엎는 획

기적인 방법이다.

오랫동안 우리는, 육체적인 노화는 어쩔 수 없는 일이라고 생각하며 살아왔다. 뒤뜰의 나무문이 비바람을 맞아 언젠가 썩어 버리는 것처럼 우리의 몸도 세월과 함께 스러지는 것이라 생각해 왔다.

그러나 뒤뜰의 나무문과 우리 몸은 근본적으로 다르다. 나무문은 무생물인 데 비해 우리 몸은 사체가 아닌 생물이라는 점이다. 생물체는 항상 신진대사가 활발하여 새로운 세포를 만들기 때문에 부패와 노화에 대해 어느 정도 저항력을 갖추고 있다.

그것을 가능하게 하는 것이 핵산이다. 고핵산 식이 요법을 실천하면 불로장생은 아니어도 노화를 지연시킬 수 있음은 분명하다.

앞에 서술한 리프 교수의 세계 장수촌에 관한 조사와 세계 제일의 장수 국가인 일본에서 100세 이상의 노인 1,000여 명의 식생활 실태를 조사한 결과를 보면 모두 핵산치가 높은 식품을 주식으로 했거나 다량 섭취하고 있었음을 알 수 있다[표 1, 2].

물론 그들은 핵산이 자신들의 수명을 연장한다는 사실을 몰랐다. 우연히 먹었던 음식이 고핵산 식품이었고, 자신도 모르는 사이에 그 효과를 보았던 것이다.

우리는 이제 핵산 이론을 알고 있다. 앞으로의 이론 전개를 통해 어떤 식품이 어느 정도의 핵산을 가지고 있으며, 어떤 식품을 어느 정도 먹으면 핵산의 효과가 가장 커지는지에 대해서도 알게 될 것이다.

젊음을 원한다면 고핵산 식이 요법을 실천해 보라.

[표1] 장수자의 식사 내용

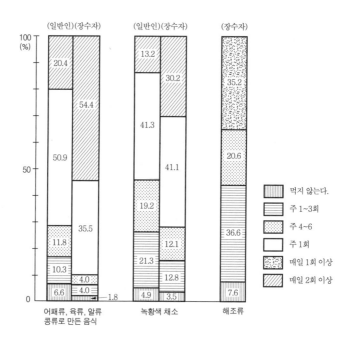

(일반인)(장수자)　(일반인)(장수자)　(장수자)

범례:
- 먹지 않는다.
- 주 1~3회
- 주 4~6
- 주 1회
- 매일 1회 이상
- 매일 2회 이상

어패류, 육류, 알류 / 콩류로 만든 음식 · 녹황색 채소 · 해조류

[표2] 장수자의 식품에 대한 기호도

식품의 종류	좋아한다	보통이다	싫어한다	기 타
육 류	49.2(33.7)	37.6(40.9)	13.3(24.6)	―(0.7)
어패류	62.4(53.0)	32.6(37.3)	5.0(8.8)	―(0.8)
알 류	58.6(52.8)	38.1(41.3)	3.3(5.2)	―(0.7)
콩 류	60.2(53.7)	38.1(37.7)	1.1(7.9)	0.6(0.7)
야채류	63.5(67.0)	32.0(29.5)	4.4(2.8)	―(0.7)
해조류	55.2(52.5)	42.5(44.1)	2.2(2.4)	―(1.0)

주 : ( ) 안은 여성(『식료 · 영양 · 건강 FoNHel 1982년판』)

28

모든 노화 현상을 예방하는 놀라운 사실

20여 년에 걸쳐 연구하고 실증해 온 핵산 식이 요법은 주로 나이를 먹으면 나타나는 변성 질환(심장병, 고혈압, 당뇨병, 백내장, 관절염 등)의 치료 효과를 높이기 위한 것이었다.

그러나 핵산 식이 요법은 병이 없는 사람이 실천해도 유효하다. 병을 예방할 뿐만 아니라 피부에 윤기와 탄력을 주고; 혈색을 좋게 하며, 머리숱도 많아지게 하며, 체력도 좋아지게 한다.

놀랍게도 핵산 식이 요법은 젊음을 되찾아 준다. 즉, 나이를 먹으면 피부가 약해지고 머리카락이 잘 빠진다거나 흰머리가 생기고 체형이 무너져 허리가 굽고 체력이 떨어져 병에 쉽게 걸린다는 당연한 상식을 뒤엎는 것이다. 나는 핵산 식이 요법을 널리 알리고 싶다.

더 이상 늙고 싶지 않은 사람뿐 아니라 5년 전, 10년 전처럼 젊어지고 싶어하는 사람들은 핵산 식이 요법으로 늘 젊음을 유지할 수 있다.

값비싼 약이나 화장품은 전혀 필요치 않다. 특별한 노력이 요구되는 운동을 할 필요도 없다.

지금까지 수천 명을 대상으로 핵산 식이 요법을 실시해 성공하였으며, 그 결과를 집대성한 것이 이 책이다.

이 책은 나이를 먹으면서 피부가 늘어지고 주름과 기미가 생겨 고민하는 사람들을 위한 것이다.

노화 현상은 누구나 나이를 먹으면 어쩔 수 없이 나타나는 현상이라고 믿고 있다. 그러면서도 조금이라도 젊어 보이기 위해 화장을 하고 마사지를 하고 미용식을 먹기도 한다.

이 모든 노력들이 노화에 대한 헛된 저항이라는 것을 자신이 더 잘 알고 있을 것이다.

또한 이 책은 차츰 지방이 쌓이기 시작해 비만을 고민하는 사람들을 위한 것이기도 하다.

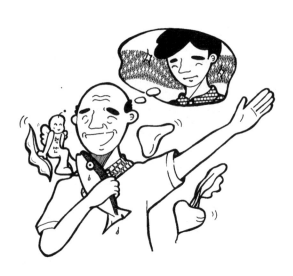

10대에서 20대 전반에는 날씬했던 사람이 가정을 가지고 '풍부한' 식생활을 한다거나 아이를 낳은 후 몸에 살이 붙기 시작한다. 비만을 염려하여 먹는 즐거움을 포기하거나 힘든 섭생을 원하지 않는 이들에게 핵산 식이 요법은 효과적이다.

그리고 이 책은 머리카락이 많이 빠진다거나 흰머리가 많아 고민하는 사람들을 위한 것이기도 하다.

일단 대머리나 백발이 되어 버리면 지금까지는 거의 치료가 불가능한 것으로 알려져 있다. 즉, 의학적으로 대머리나 백발과 같은 노화 현상은 사람의 힘으로는 어쩔 수 없는 불가항력의 일로 여겼다.

하지만 핵산 식이 요법은 육체의 노화를 막을 뿐만 아니라 다시 젊어지게 할 수도 있기 때문에 대머리나 백발도 어느 정도 치료가 가능하다.

이 밖에 이 책은 정력이 약하여 쉽게 피로해지고 어깨가 결리고 허리가 뻐근한 등의 증상에 시달리는 사람들을 위한 것이기도 하다.

이들 증세는 완치가 힘들어 주로 마사지나 간단한 약에 의지하여 일시적으로 병의 호전을 기대할 수 있을 뿐이다. 그러나 핵산 식이 요법은 육체적인 노화에 의해 나타나는 모든 증세에도 뛰어난 치료 효과를 발휘한다.

이 책은 또 고혈압이나 심장병, 관절염, 백내장 등 성인병이 걱정되는 사람들을 위한 것이기도 하다. 핵산 식이 요법은 성인병을 예방할 뿐만 아니라 성인병 치료를 받고 있는 사람에게도 유효하다.

독자 중에는 하나의 요법이 이렇게 많은 병에 유효한지 의문을 가질 수도 있다. 그러나 거의 모든 병은 하나의 원인, 즉 나이를 먹으면 쇠하는 세포의 변성에서 일어나는 것으로, 이 근본적인 원인을 예방할 수 있는 것이 핵산 식이 요법이다(단, 통풍과 신장 결석에 걸린 사람은

이 책의 주의사항을 잘 지켜야 한다).

마지막으로 이 책은 언제까지나 젊음을 유지하여 오래 살고 싶어하는 사람들을 위한 것이기도 하다.

이 책은 '식이 요법'을 통해 나이가 들면서 나타나는 다양한 노화 현상을 예방하거나 지연시키고자 하는 목적에서 저술하였다.

물론, 식이 요법으로 어느 정도 젊어 보이는가는 주관적인 것이기 때문에 확고히 말할 수는 없지만 육체적인 노화가 심한 사람일수록 놀라운 효과가 나타날 것이다. 겉보기로 70대와 80대인 경우 10년에서 15년 정도는 젊어 보일 것이다.

젊어진다는 것은 외형적인 변화뿐 아니라 신체의 모든 조직과 모든 세포가 활성화되어 젊음과 건강을 되찾는 것이다.

2

신체의 노화

'3개월에 10년은 젊어진' 사람들의 실증

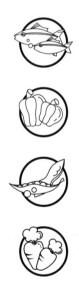

사람은 20대부터 노화한다

당신은 깨닫지 못하고 있을지 모르지만 노화를 좌우하는 것은 아침, 점심, 저녁의 매끼 식사이다.

당신은 매일 무엇을 먹는가? 어제 저녁 식사는 스테이크였는가, 아니면 생선 요리였는가?

매일매일의 식사에 따라 당신의 몸은 언제까지나 젊음을 유지하는가 하면, 빠른 속도로 노화하기도 한다.

스테이크는 당신을 젊게 할까, 아니면 노화를 재촉할까? 생선 요리는 당신을 젊게 할까, 아니면 노화를 재촉할까?

결론은 접어 두고 당신 주변을 돌아보라.

회사에서 책상을 나란히 하고 있는 당신 동료와 선배 중에는 실제 나이보다 더 들어 보이는 사람도 있고, 반대로 호적상의 나이가 믿기지 않을 정도로 젊어 보이는 사람도 있다.

그렇게 차이가 생기는 이유는 무엇일까? 그것은 오랜 세월 계속해 온 매일매일의 식생활에서 비롯된 것이다.

20여 년에 걸쳐 '노화와 식생활'의 관계를 연구하여 마침내 그 비밀을 찾아냈다. 어떤 식사가 노화를 막고 젊어지게 하는지를 알아낸 것이다. 이 책(원제 No Aging Diet : 나이를 먹지 않는 식이 요법)은 그렇게 탄생하였다.

이 책에서 공개하는 식이 요법은 성가신 다이어트나 무리한 미용식이 아니다. 다만, 우리 몸을 구성하고 있는 모든 세포에 에너지를 불어넣어 활성화시킬 수 있는 원동력인 핵산을 섭취하는 데 있다.

핵산을 많이 포함하고 있는 음식을 매일 잘 조합해서 먹는다면 피부에 윤기가 없어지고 주름이 생기는 등의 노화 현상이 억제되어 4, 50대 사람들은 확실히 5, 6세 정도는 젊어 보이게 된다. 이러한 핵산 섭취의 식이 요법은 이미 수천 명의 사람들을 통해 증명되었다.

생물체를 이루는 기본 단위인 세포의 생명 활동 유지에 중요한 작용을 하는 핵산이야말로 우리가 매일 활동하는 데 필요한 에너지를 충전시키고, 나아가 늘 젊음을 유지할 수 있게 해 주는 '마법의 영양소'인 것이다.

그러나 지금까지 핵산의 존재는 그 중요성에 비해 무시되어 왔다. 왜냐하면 호르몬처럼 몸에서 합성되는 핵산을 굳이 음식물에서 얻을 필요는 없다고 생각해 왔기 때문이다.

분명히 핵산은 몸 속에서 합성되기는 한다. 하지만 나이를 먹으면서 핵산의 합성 능력은 조금씩 떨어진다. 20세가 지나고 나서는 핵산의 합성 능력이 급속히 저하되므로 점차 세포가 약해져 몸이 계속 노화되는 것이다.

그러므로 20세 이후부터 급속히 부족해지는 핵산을 반드시 보충해 주어야 한다. 실제 나이로 보이지 않는 혈기 왕성한 사람은 아마 본인은 의식하고 있지 않더라도 틀림없이 핵산이 많이 포함된 식사를 할 것이다.

당신은 당장 식습관에 큰 변화를 주어야 한다. 현대인의 식생활이 잘못된 방향으로 나아가고 있기 때문이다.

현대인이 주로 먹고 있는 식품에는 유감스럽게도 아주 적은 양의 핵산이 들어 있다. 그런데도 우리는 '고핵산 식품'을 돌아보지 않고 육류를 중심으로 한 '고단백 식품'을 먹게 된 것이 식생활의 향상이며 영양 개선이라고 믿고 있다. 이것은 크게 잘못된 것이다. 이러한 식생활은 노화를 촉진할 뿐이다.

육식만을 섭취하거나 채식만을 섭취하는 당신이 현재 20대라면 당신 부모 나이가 될 무렵에는 지금의 아버지, 어머니보다 더 늙어 보일 것이 틀림없다.

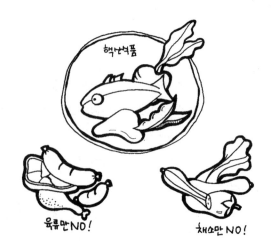

반대로 당신의 아버지, 어머니가 지금 당신 나이였을 때 지금의 당신보다 더 젊어 보였다면, 틀림없이 '고핵산 식품'을 먹었기 때문이다.

당신은 반론을 제기할지 모른다. "부모 세대보다 우리 세대가 평균 수명이 늘어났다"고 말이다.

그러나 늘어난 지금의 평균 수명은 당신들의 식생활에서 비롯된 것이 아니다. 그보다는 의학의 발달로 유아 사망률이 저하되고 예전에는 치료할 수 없었던 병을 치료할 수 있게 된 것이 더 큰 요인으로 작용하고 있는 것이다.

통계학자라면 누구든 아는 사실이다. 결코 인간의 몸이 오래 살 수 있는 체질로 바뀐 것은 아니다. 오히려 예전 같으면 생각할 수 없었던 일이 실제로 일어나고 있다.

그 한 예가 젊은 사람도 성인병에 걸린다는 사실이다. 초등학교 학생의 건강 진단에서 동맥경화와 고혈압이 발견되기도 한다.

현재의 식생활이 가져오는 위험한 경향에 주목한 사람들은 고기를 피하고 야채 중심의 식습관으로 바꾸고 있다. 그것이 '건강식'이라고 믿는다. 분명 콜레스테롤을 피하고 비타민과 섬유질을 많이 섭취하는 것은 나쁘지 않다.

그러나 이 경우에도 핵산의 섭취에 대해서는 관심을 가지지 않으므로, 육식 중심의 식습관과 별 차이가 없다. 마찬가지로 노화가 재촉될 뿐이다.

결국 지금의 식생활로는 노화로부터 자유로울 수가 없다. 그 경향에서 하루라도 빨리 벗어나는 사람만이 노화를 막고 젊음을 유지할 수 있게 된다.

이제는 '고핵산 식품'에 좀더 관심을 기울여야 할 시기이다.

피부의 노화
단순한 생리 현상이 아니다
⋮

피부는 인간의 몸에서 겉으로 드러나 있기 때문에 노화가 가장 두드러지게 나타나는 부분이다.

젊은 피부란 어떤 것일까?

일반적으로 적당히 수분이 있고 팽팽히 당겨진 상태라고 한다. 해부학적으로는 껍질이 두꺼운 것을 말한다. 더 자세히 말하면, 표피가 두껍고 탄력이 있는 것을 '젊은 피부'라고 한다.

시험삼아 자기 손등의 피부를 꼬집어 보라. 꼬집힌 부분의 주위에 가는 주름이 수없이 생기지 않는가? 만약 그렇다면 피부가 매우 얇아진 상태로 표피가 상당히 노화되었다는 증거이다.

반대로 그다지 주름이 생기지 않았다면 피부는 여전히 두껍고 탄력이 있어 아직 싱싱함을 잃지 않은 상태이다.

당신의 피부는 어느 정도 노화되었는가? 표피가 얇아져 있지는 않은가?

얼굴에 주름이나 기미가 생기고, 피부가 거칠어지는 등의 변화가 노화 현상이라는 것을 모르는 사람은 없다. 그래서 주름이 생기면 영양 크림을 바르고, 기미가 생기면 기미 제거용 크림을 바르는 등 젊어지려고 한다. 그런다고 해서 주름이 펴지거나 기미가 흔적도˙없이 사라지는 것은 아니다.

크림을 바르면 화학 변화에 의해 기미가 약간 흐려질 수는 있지만, 근본적으로 피부가 젊어지는 것은 아니다. 오히려 털구멍을 막아 피부에 부작용을 일으키기도 한다.

또한, 피부가 고와진다고 하여 야채 샐러드만 먹기도 한다. 젊은 여성에게서 많이 볼 수 있는데 야채만, 그것도 날 것이 좋다고 오로지 생야채만 먹다가 끝내 혈액 순환에 문제가 생기고 영양실조로 쓰러지기도 한다.

앞에서 말했듯이 피부의 노화란 피부의 표피가 얇아지는 것이다. 표피의 맨 밑에는 '기저층'이 있다. 여기서 세포 분열이 일어나 새로운 표피가 만들어지고, 낡은 표피는 때가 되어 밀려난다.

피부의 노화는 이 기저층에서 계속되는 세포 분열의 속도가 느려져 나타나는 현상이다.

세포 분열의 속도가 느려지는 원인은 세포의 활동을 조절하는 핵산의 능력이 저하되는 데 있다.

핵산의 능력을 저하된 상태로 방치하면 노화는 더욱 심해질 뿐이다. 그래서 식사를 통해 핵산을 적극적으로 섭취하는 사람과 그렇지 않은 사람과의 노화의 차는 커진다. 핵산이 많이 들어 있는 식품을 평소에 많이 섭취하지 않으면 피부 노화는 앞당겨질 뿐이다.

피부의 노화를 촉진하는 또다른 요인으로는 비타민 A의 부족을 들

수 있다. 비타민 A의 부족은 피부에서 수분을 빼앗아 피부를 거칠게 한다.

주름이 늘어나고 기미가 많아진다고 해서 그 때마다 화장품을 바르는 것은 소용 없는 일이다. 임시방편에 지나지 않는다.

거울 앞에 앉아 30분씩, 아니 1시간 가까이 정성껏 화장하는 노력을 고핵산 식이 요법에 투자한다면 당신의 피부는 틀림없이 오랫동안 젊음을 유지할 것이다.

값비싼 화장품을 사는데 들이는 비용의 몇 분의 1로 핵산이 풍부한 음식을 매일 식탁에 올려 놓는다면, 당신의 고민은 머지않아 해결될 것이다.

탈모, 백발
약이나 해초로 치료될 수 없다
:

여성에 비해 남성에게 많은 고민으로 2, 30대의 젊은 나이인데도 머리카락이 많이 빠진다거나 흰머리가 많이 나는 사람이 있다. 이에 대해 대머리는 유전이라거나 흰머리는 스트레스를 많이 받아 생긴다고들 한다.

그러나 젊은 사람에게 나타나는 대머리나 백발은 노화 현상으로, 머리 표피의 영양 부족으로 나타난다.

사람의 머리카락은 하루에 0.3mm씩 자란다. 한 달이면 1cm 정도가 자라는 셈이다. 보통 성인이 10만 개의 머리카락을 가지고 있다고 가정하여 자라는 정도를 머리카락 한 올로 환산하면 하루에 무려 30m, 한 달이면 900m나 자라난다.

인체에서 이만큼 성장이 빠른 기관은 없다. 그런만큼 대수롭지 않은 영양의 불균형에도 머리카락의 노화는 뚜렷이 나타난다.

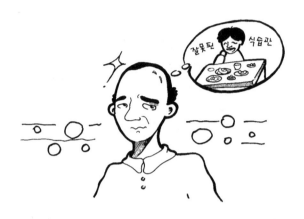

　머리카락은 모근 부분에 있는 모세포가 차차 분열하여 성장함으로써 자라게 된다. 모세포의 활동이 쇠퇴하면 머리카락도 더이상 자라지 않는다.

　대머리는 머리카락 빠진 자리에 모세포가 없어 새로운 머리카락이 자라지 않으며, 흰머리 또한 모세포의 수명이 다해 본래의 색깔로 변하지 않는 것이다.

　모세포의 활동을 지배하는 것 또한 다른 세포와 마찬가지로 핵산이다. 앞에서 강조했듯이 노화란 핵산이 쇠퇴하여 나타나는 현상으로, 머리카락의 경우도 예외는 아니다.

　다만, 피부의 노화와 다른 점이 있다면, 피부는 고핵산 식품을 많이 섭취하면 곧바로 효과를 볼 수 있지만, 머리카락은 핵산을 보충하는 것 외에 반드시 동물성 단백질도 함께 섭취해야 하는 것이다. 왜냐하면 머리카락을 구성하는 주된 성분이 동물성 단백질이기 때문이다.

　또 머리카락의 발육에는 비타민 A, B$_2$, B$_6$, 판토텐산(pantothenic acid)[3] 등도 필요하다. 이 많은 영양소 중 하나만 모자라도 머리카락은 잘 자라지 않는다.

건강한 모발을 유지하기 위해서는 무엇보다도 고핵산 식품을 적극적으로 섭취해야 한다. 뿐만 아니라 동물성 단백질이 들어 있는 음식이나 비타민이 풍부한 야채도 많이 먹어야 한다.

어떤 사람은 검고 풍부한 머리카락에서 유추하여 다시마 등의 해조류를 많이 먹으면 머리카락의 색이 짙어진다고 믿는다. 그러나 그 역시 동물성 단백질을 먹지 않으면 효과를 볼 수 없다.

탈모나 백발이 진행되는 사람에게 필요한 것은 발모제도 아니고 가발도 아니다. 또한, 탈모나 백발의 한 원인인 스트레스로부터 벗어나 '즐겁게 살라' 는 조언도 아무 소용이 없다.

탈모나 백발로부터 자유로워질 수 있는 방법은 단 하나밖에 없다. 그것은 식습관을 바꾸는 일이다. 즉, 고핵산 식품과 동물성 단백질, 그리고 각종 비타민류를 균형 있게 섭취하는 일이다.

---

3) 비타민 B의 일종으로 지방, 탄수화물, 단백질의 대사에 필요하다.

운동 부족이 원인은 아니다

비만은 단순히 체중 과다를 의미하는 것이 아니라, 이제는 건강을 위협하는 질병으로 인식되고 있다. 서점마다 어떻게 하면 날씬해지는가를 주제로 수십 종의 책이 판매되고 있다.

비만은 칼로리를 지나치게 많이 섭취하여 남아도는 칼로리가 몸에 축적됨으로써 살이 되는 것이다. 그러나 칼로리를 과다하게 섭취하더라도 지방이 쌓이지 않도록 충분히 소비한다면 결코 비만해지지 않는다.

예를 들어, 움직임이 민첩한 사람(A)과 항상 동작이 둔한 사람(B)에게 1km를 걷게 했다.

민첩한 A씨는 매분 100m의 빠르기로 걷지만 둔한 B씨는 60m로 걷는다. 이때 이들의 소비 칼로리는 각각 얼마일까?

A씨나 B씨 모두 같은 1km를 걷기 때문에 소비 칼로리가 같다고 생

각할지 모른다. 그러나 이것은 틀린 생각이다.

만일 A씨, B씨 모두 몸무게가 60kg이라면 A씨는 60칼로리를 소비하는 반면, B씨는 40칼로리를 소비한다. 벌써 20칼로리의 차이가 난다. 이런 일상의 움직임 하나하나에서 생기는 조그만 차이가 모여 결국 커다란 차이가 나는 것이다.

B씨의 경우 소비되지 않은 칼로리는 지방으로 축적되므로 비만해진다. 둔한 B씨는 더욱 살이 찌게 되고 움직임은 더 둔해지는 악순환이 되풀이된다.

위의 예는 똑같은 키, 몸무게, 그리고 같은 양의 칼로리를 섭취하는 경우로 한정하여 두 사람의 소비 칼로리 양을 측정한 것이지만, 이 결과로써 20대의 당신과 30대의 당신의 모습을 유추해 볼 수 있다.

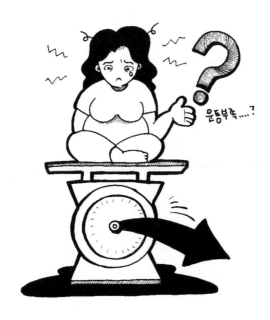

20대의 당신은 무슨 일에나 민첩하게 움직여 가만히 있으려고 해도 저절로 몸이 움직여질 정도로 정력적이다.

30대가 된 당신은 어떨까? 될 수 있으면 휴일에는 집에서 낮잠이나 자고 싶어할 것이다. 집 근처에 물건을 사러 갈 때도 자동차를 타고 갈 것이다. 백화점에 가서는 1층을 올라가도 에스컬레이터나 엘리베이터를 이용할 것이다.

다시 10년의 세월이 지난 40대의 당신은 더욱 움직이기 싫어할 것이다. 따라서 노화는 더욱 두드러지게 나타난다.

점차 나이가 들수록 체력이 저하되는 이유는 세포가 에너지를 만드는 능력이 약해졌기 때문이다. 원인은 핵산의 부족이다.

즉, 핵산이 부족한 식사를 할 경우 나이가 많아질수록 소비되지 않은 칼로리가 당신의 목이나 팔, 배와 허벅지에 쌓여 결국 불필요한 군살로 둘러쌓이게 될 것이다.

영양학자가 말하는 것처럼 칼로리의 과잉 섭취로 살이 찌기는 하지만, 그렇다고 칼로리를 제한해야 한다는 것은 오류라고 생각한다.

여분의 지방 섭취를 막고자 음식이나 칼로리를 제한하면 다른 필요한 영양소의 부족을 초래한다. 영양실조나 그 밖의 여러 가지 병을 일으킬 수도 있다.

따라서 섭취 칼로리의 양을 줄일 것이 아니라 소비 칼로리의 양을 늘리면 된다. 그 방법으로 조깅이나 수영을 권하지는 않겠다.

물론 운동도 중요하다. 하지만 보다 근본적인 방법은 노화되어 에너지 대사를 잘하지 못하는 세포에 핵산을 공급하여 활력을 되찾게 하는 일이다. 그렇게 하면 축적된 군살은 에너지가 되어 저절로 소비될 것이다.

지금까지의 경험으로 미루어 핵산이 풍부히 함유된 식품을 섭취해

온 사람들은 나이가 들어도 언제나 젊은 사람 못지 않은 체력을 유지하고 있다. 그들은 고핵산 식품을 적극적으로 섭취하여 젊음과 활력을 되찾았기 때문이다.

활기가 넘치면 당연히 몸이 가벼워지기 때문에 움직이기 쉬워 활동을 많이 하게 된다. 따라서 자연히 소비 칼로리가 늘어난다.

만약 당신이 점점 살이 찌고 있어 살을 빼기 위한 다이어트로 제한된 식사를 하고자 한다면, 그전에 꼭 고핵산 식이 요법을 해 보라.

몸에 에너지가 용솟음침과 동시에 몸무게를 줄일 수 있으므로 일석이조의 효과를 거두게 될 것이다.

육체 피로

산성과 알칼리성의 균형있는 섭취가 중요하다

:

산에 자주 오르는 사람은 레몬을 가지고 다닌다. 피로해졌을 때 레몬을 한입 베어먹으면 곧 원기가 회복된다. 마라톤 선수가 경주 중에 레몬을 입에 무는 것도 같은 이유에서이다.

왜 그럴까?

우리의 근육은 격한 운동을 해서 많은 에너지를 빼앗기면 유산을 분비한다. 이 유산은 대부분 혈액으로 녹아 나오는데 강한 산성이다.

따라서 혈액이 산성으로 변하면 심장의 기능이 저하되거나 빈혈, 저혈압이 발생하고 몸 전체가 쉽게 피로해진다.

보통 우리의 혈액은 pH[4] 7.2~7.4의 약알칼리성이다. 따라서 산성으로 변하는 것은 비정상적인 상태이다.

---

4) 산성·알칼리성의 농도를 나타내는 단위이다. 7.0이 중성으로 그보다 큰 숫자가 알칼리성, 작은 숫자가 산성이다.

그래서 알칼리성인 레몬을 먹어 산성으로 변하기 시작한 혈액을 바로잡아 심장의 기능을 정상으로 돌려 놓음으로써 재빨리 피로를 회복하는 것이다.

식품은 몸 속에 들어가면 소화 흡수되어 미세한 분자로 분해된 뒤 각 세포에서 여러 가지로 이용된다. 일종의 연소이다.

식품의 산성도, 알칼리성도를 조사할 때는 그 식품을 완전히 태워 남은 재를 물에 풀어 측정한다. 이렇게 조사하면 레몬과 매실을 비롯한 과일과 야채는 알칼리성 식품이고, 곡류와 육류 및 콩류는 산성 식품이다.

혈액이 산성으로 바뀌는 것은 반드시 격한 스포츠나 노동에 의해서만이 아니다. 산성 식품의 과다 섭취도 혈액을 산성으로 변화시켜 쉽게 피로를 느끼게 한다.

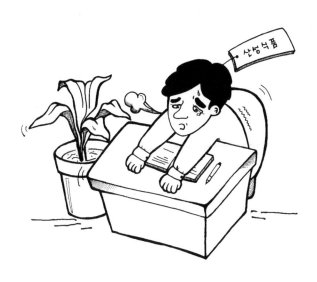

그러므로 육류와 곡류 등 산성 식품 중심으로 식사를 할 경우 세포의 에너지 대사를 촉진하는 핵산을 함께 섭취하지 않으면 육체 피로는 극한 상태에 이른다.

별로 피로해질 이유가 없는데 갑자기 몸에서 힘이 다 빠져 버린 것 같고 손을 약간 들어 올리는 것도 괴로울 정도의 무력감을 경험한 적이 있다면, 당신의 식습관을 돌아볼 필요가 있다.

아마 당신은 야채와 과일 등의 알칼리성 식품 대신 빵이나 쌀, 고기와 달걀 등의 산성 식품을 많이 섭취했을 것이다. 그 결과 정상적인 약알칼리성이어야 할 혈액이 산성으로 바뀌어 버린 것이다.

이 경우 핵산이 풍부한 식품이 특효약이다. 특히 핵산치와 알칼리도가 높은 식품을 적극적으로 섭취한다면 당신은 언제까지나 활력을 유지할 것이다.

뼈의 노화

칼슘과 인의 균형이 절대적으로 필요하다

⋮

현대병의 하나인 요통의 발병 원인이 식습관 때문이라고 한다면 아마 당신은 믿지 않을 것이다.

흔히들 요통은 어떤 사고로 허리를 다쳤거나, 허리에 무리가 가는 자세로 일을 했을 때 생기는 것으로 알고 있다.

분명 바르지 못한 자세가 허리에 무리를 주는 것은 사실이다. 하지만 보다 빈번하게 요통이 발생하는 이유는 '서구식' 식습관 때문이다.

즉, 범람하고 있는 가공 식품의 섭취로 요통의 발병률이 증가하고 있다. 인스턴트 식품, 냉동 식품, 스낵 등의 가공 식품에는 '반드시'라고 해도 좋을 정도로 방부제가 널리 쓰이고 있다. 이 방부제에 포함된 인(P)을 지나치게 섭취하면 요통이 발병한다.

또 인은 현대인이 즐겨 마시는 탄산 음료 제조시에도 사용된다. 요통을 일으키는 식품은 우리 주변에 흔하게 널려 있다.

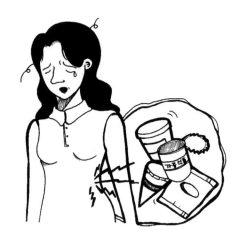

인은 우리 몸에 꼭 필요한 미네랄의 하나로 칼슘과 함께 뼈와 이의 주성분이다. 생체의 생리 기능에 꼭 필요한 광물성 영양소인 미네랄은 몸 속에 언제나 일정 비율로 유지되어야 한다.

예를 들어, 인과 칼슘은 혈액 중에 1 대 1의 비율로 유지되지 않으면 정상적으로 기능하지 못한다. 인이 너무 많아지면 상대적으로 칼슘이 부족하게 된다.

가공 식품을 많이 먹는 사람은 인의 과다 섭취로 칼슘이 부족해지기 쉽다. 과다한 인은 부족한 칼슘을 뼈나 이에서 충당하여 혈액 안에서의 균형을 유지한다. 그러므로 가공 식품을 많이 먹으면 뼈와 이가 약해진다.

요즘 아이들은 뼈가 아주 약하다고 한다. 조금만 헛발을 디뎌도 뼈에 이상이 생길 정도이다. 이 또한 가공 식품에 포함된 인의 과다 섭취(칼슘의 부족)가 원인이다.

체내에서 인이 부족해서가 아니라 너무 많아서 상대적으로 부족한 칼슘 때문에 뼈가 약해진다.

인류가 두 발로 선 이래 체중의 부담을 가장 많이 받아온 부분, 즉 허리에 부작용이 나타나는 이유도 이 때문이다. 설상가상으로 핵산이 부족하면 약해진 뼈 세포의 신진대사마저 방해를 받는다.

인과 칼슘의 불균형이 이렇게 심한 적은 인류 역사상 아마 없었을 것이다. 천연의 식품을 먹는 한 이런 일은 있을 수 없다. 인을 포함하고 있는 가공 식품을 이렇게 많이 먹었던 때는 없었다. 그런만큼 옛날 같으면 결코 볼 수 없었던 초등학생의 요통까지 나타나고 있다.

기억해야 할 것이다. 가공 식품은 당신의 뼈와 이를 약하게 하고, 몸의 노화를 더 한층 앞당기는 가공(可恐)의 식품임을!

뇌의 노화
뇌의 왕성한 활동만이 치매를 예방한다

⋮

당신은 자신의 기억력을 자신하는가? 어제 있었던 일을 될 수 있는 한 자세하게 기억해 낼 수 있는지 시험해 보라.

어제 있었던 사소한 일까지 또렷하게 기억난다면 당신의 기억력은 믿을 만하다.

그러면 일주일 전의 일을 기억해 보라. 오늘이 월요일이라면 지난 주 월요일 당신은 어디에 갔는가? 누구와 만나 무엇을 했는가? 어떤 TV 프로를 시청했는가?

수첩을 보지 않고도 그날 하루의 일을 전부 다 기억해 낼 수 있다면, 당신의 기억력을 자랑해도 좋다.

그러나 유감스럽게도 대부분의 사람들은 단지 일주일 전의 일조차 어렴풋이 기억한다. 외출하여 누구를 만났는지, 만난 사람의 이름은 무엇인지, 시청한 TV 프로는 무엇인지 등 곧바로 생각나지 않을 것이다.

나이가 들어감에 따라 이러한 기억력 감퇴는 더욱 심해져 물건이나 약속 따위를 깜빡 잊는 일이 잦아진다.

만났던 사람의 인상은 떠오르는 반면, 아무리 생각해도 이름이 기억나지 않거나, 또 단골로 다니는 음식점의 이름조차 좀처럼 기억나지 않기도 한다.

다른 능력과 마찬가지로 기억력 또한 20세쯤에 정점에 이른 뒤 점차 쇠퇴하기 시작한다. 태어났을 때에 140억 개였던 뇌세포가 20세 이후에는 하루에 10만 개에서 20만 개씩 파괴되기 때문이다.

물론 이 뇌세포는 기억력만 담당하는 것은 아니다. 그러나 뇌세포가 자꾸 파괴되어감에 따라 기억력이 쇠퇴하는 것은 틀림없다. 파괴된 뇌세포는 두 번 다시 재생되지 않는다. 시간의 흐름에 따라 감소할 뿐이다.

하지만 체력의 쇠퇴와 마찬가지로 뇌세포가 줄어드는 것도 사람에 따라 상당히 다르다. 매일 머리를 쓰고 식사를 통해 뇌세포의 대사에 필요한 영양분을 듬뿍 섭취하면 뇌세포의 감소는 하루 10만 개 이하로 억제된다.

반면에 머리를 잘 쓰지 않고 뇌가 필요로 하는 영양의 섭취도 부족하게 되면 하루에 20만 개 이상의 세포가 파괴된다.

사람의 신체 기관 중에서 조건에 따라 이렇게 노화의 차가 크게 나타나는 기관은 찾아볼 수 없다. 대체 이유가 무엇일까?

보통 성인의 뇌의 무게는 1.2~1.4kg, 즉 몸무게의 약 2퍼센트에 해당한다. 놀랍게도 사람이 거의 몸을 움직이지 않고 휴식하고 있을 때조차 뇌는 몸 전체가 소비하는 에너지의 20퍼센트나 소비한다. 심장이 멈추지 않더라도 호흡이 정지되었을 때 맨 먼저 나타나는 것이 산소의 결핍으로 인한 뇌사인 것은 바로 이 때문이다.

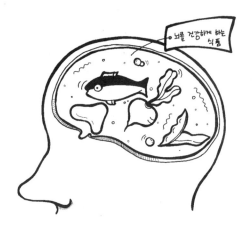

뇌가 이렇게 많은 산소를 소비하는 것은 뇌세포가 막대한 에너지로 끊임없이 대사하고 있다는 증명이기도 하다.

뇌세포의 활동에는 다양한 물질이 관계하고 있다. 특히 중요한 요소는 산소, 단백질, 철, 그리고 비타민 E 등이다.

핵산은 모든 세포의 활동을 지배한다. 세포가 활발히 활동하기 위해서는 핵산의 공급이 필수적이다. 따라서 핵산을 많이 포함한 음식물을 충분히 섭취하면 세포는 활력을 되찾게 되고, 왕성한 활동으로 노화를 억제시킨다.

단백질은 모든 세포의 주성분으로, 질 좋은 단백질을 섭취하면 뇌세포 또한 왕성한 활동을 하며, 부족할 경우 노화하기 쉽다.

철은 혈액 속의 헤모글로빈의 주성분으로 뇌가 대량으로 필요로 하는 산소를 운반하는 역할을 한다. 또한, 비타민 E는 혈관이 언제까지나 활발히 움직이도록 하여 동맥경화를 예방한다.

이들 영양소를 충분히 갖추고 있는 식품을 섭취하고 매일 머리를 많이 쓴다면 기억력의 저하로 고민할 필요가 없으며, 치매와 같은 노인병을 걱정하지 않아도 된다.

즉, 머리를 좋게 하고 치매를 예방하는 가장 좋은 방법은 고핵산 식품의 섭취와 함께 머리를 많이 쓰는 것이다.

만약 핵산의 섭취를 게을리하고, 기억력이 나빠지는 것은 어쩔 수 없는 노화 현상이라 하여 단념한다면 뇌세포의 기능은 점차 저하될 것이다.

그때 기회를 놓치지 않고 치매는 찾아온다.

유전과는 전혀 관계 없다

:

기 억력의 쇠퇴보다 더 분명한 노화의 징후는 눈의 노화, 이른바
노안이다.

그 동안 아무 문제없이 읽던 신문의 글자가 흐릿하게 보인다거나 조
금 거리를 두고 보는 것이 더 잘 보인다면, 이미 눈의 노화가 진행되고
있음을 의미한다.

거의 모든 사람들은 40대에 접어들면 노안의 초기 증세를 경험한
다. 신문의 일반 기사나 명함에 있는 주소를 읽는 데도 불편을 느낀다
고 토로한다. 남의 일로만 여겼던 일들이 이제는 자신의 일로 눈앞에
닥친 것이다.

눈의 노화는 백내장으로 나타나기도 한다.

백내장은 카메라의 렌즈에 해당하는 눈의 수정체가 회백색으로 흐
려져서 시력이 떨어지는 질병이다. 정도의 차는 있지만 60대가 되면

누구에게나 백내장의 징후가 나타날 정도로 흔한 질병이다.

그러나 노안이나 백내장은 어느날 갑자기 나타나는 것은 아니다. 이미 20대부터 서서히 진행되어 온 것이다.

만약 당신이 젊더라도 이런 증상을 깨닫는다면 먼저 자신의 매일 식단을 점검해 보기를 권한다. 틀림없이 필요한 영양소가 결핍되어 있을 것이다.

눈의 작용에 관여하는 영양소는 많이 있다. 특히 중요한 것으로는 단백질과 핵산이다.

단백질은 눈의 렌즈, 즉 수정체와 그 수정체를 조절해서 초점을 맞추고 있는 근육의 주요 성분이다. 그리고 핵산은 단백질의 대사를 조절한다. 따라서 단백질과 핵산을 충분히 섭취한다면 시력이 나빠질 이유가 없다.

가족들이 모두 안경을 쓴 집이 있다. 모두가 근시이고 아버지는 노안까지 있다면, 이런 경우 모두들 유전 때문이라고 생각하기 쉽다.

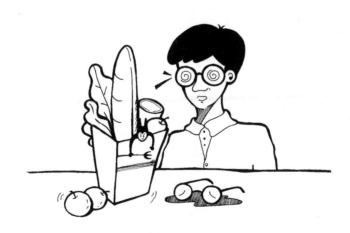

그러나 사실은 유전에 의해서가 아니라 잘못된 식습관이 원인일 때가 많다. 근시의 90퍼센트 이상은 후천적인 가성 근시로 결코 유전되지 않는다.

가족이 모두 안경을 쓴다면 그것은 그 집의 식생활이 잘못된 탓이다. 그런 가정의 식생활을 조사해 보면, 즐겨 먹는 음식에서 섭취하는 단백질이나 핵산의 양이 매우 적다.

대부분 10대에 시작되는 근시는 20대가 되어도 계속 진행된다. 동시에 노안과 백내장도 잠재적으로 진행되어 마침내 눈의 노화, 즉 시력의 저하가 나타난다.

물론, 시력의 저하는 안경을 착용하거나 발달된 현대 의학으로 교정이 가능하다. 그러나 간과하지 말아야 할 것은 일단 눈의 노화가 진행되었다면 이미 몸의 다른 기관에서도 노화가 진행되고 있다는 점이다.

간 기능의 저하

술보다 더 무서운 것은 영양 부족이다

⋮

"**주**량이 약해져서 더 이상은 ……." 술자리를 사양할 때 이렇게 변명하는 경우가 있다.

누구나 나이가 들면 술을 마실 수 있는 양이 줄어든다고 생각한다. 젊었을 때보다 체력이 저하되므로 술을 맘껏 마시지 못하는 것은 당연하다.

그러나 술이 약해졌다는 것은 내장, 특히 간장의 기능이 쇠퇴했다는 증거이다. 확실한 노화 현상의 하나이기는 하지만 결코 나이나 체력의 저하 탓으로 돌릴 문제가 아니다.

잘 알다시피 알코올은 간장에서 분해한다. 튼튼한 간장은 왕성하게 기능하므로 신진대사가 활발하여 여러 잔의 술을 마셔도 충분히 분해할 수 있다.

하지만 쇠약해진 간장은 알코올 처리 능력이 크게 저하되어 있어 적은 양의 술에도 빨리 취하거나 술을 마신 뒤끝이 좋지 않다.

임상 치료를 근거로 살펴보면, 술은 순기능보다는 역기능이 더 크게 작용하기 때문에 술을 마시라고 권할 수는 없다.

그러나 술을 마시지 않는 것과 마시지 못하는 것은 크게 다르다. 마시고 싶지만 건강 때문에 마시지 못하는 것은 의사로서도 우려할 만한 상태이다.

간장은 섭취한 영양분이 몸에 쉽게 흡수되도록 함과 동시에 몸 속의 유독한 물질을 해독하는 기관이다. 따라서 주량이 약해졌다는 것은 알코올을 해독하는 간장의 기능이 떨어진 증거로서, 섭취한 영양분을 처리하는 능력이 저하되었음을 의미한다.

일반적으로 간장은 심각한 질병이 발생하지 않는 만큼 일단 간장이 약해지면 몸 전체에 영향을 미치게 된다.

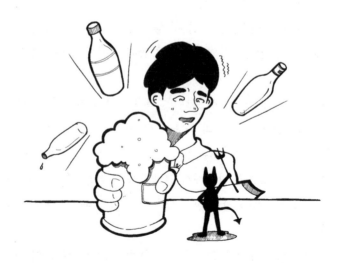

간장의 기능이 떨어지면 애써 섭취한 영양분도 몸 속에서 잘 흡수되지 않아 영양분의 손실이 커진다. 또 해독 작용도 떨어지기 때문에 합병증이 생기기 쉽다.

이를테면, 담즙의 분비가 원활하지 못해 생기는 황달은 간장의 대표적인 합병증이다. 담즙을 생산하는 간장이 제 기능을 하지 못해 발생하는 것이다.

따라서 예전에 비해 술을 조금만 마셔도 숙취가 심하다거나, 갑자기 주량이 크게 떨어진 사람의 경우 대체로 간장 기능의 저하가 중대한 원인이다.

간장의 기능 저하는 간염, 간경변, 간암 등에 의해서도 일어나지만 노화에서 비롯되는 것이 일반적이다.

간장의 노화는 특히 단백질, 각종 비타민, 그리고 핵산이 결핍되었을 때 두드러진다.

이러한 예는 전통적으로 곡류 이외의 식품을 거의 먹지 않는 남미와 아프리카의 원주민에게서 볼 수 있다. 바짝 마른 그들은 대개 몇 가지 병에 걸려 있다. 곡류의 과다 섭취가 문제라기보다는 곡류만 섭취함으로써 다른 영양 물질과의 균형이 깨져 간장이 제 기능을 다하지 못하기 때문이다.

물론 예전보다 주량이 약해졌다고 해서 곧바로 극단적인 증상이 나타나지는 않는다. 그러나 단순히 나이 탓으로 돌리지 말고 영양 부족에 의한 간 기능 저하는 아닌지 의심해 보아야 한다.

성욕의 감퇴
영양의 불균형이 정력을 약화시킨다

⋮

누구든 나이와 함께 성적 기능이 쇠퇴하는 것은 부정할 수 없는 사실이다. 섹스에 대한 욕망도 시들해지고 횟수도 줄어든다. 성욕의 감퇴는 몸이 노화하고 있다는 적신호이다.

남성의 경우, 성 기능의 저하는 빠르게는 20대 후반부터, 늦어도 40대에는 나타난다.

사람의 몸은 20세에 정점을 이른 뒤 서서히 쇠퇴하게 된다. 섹스도 예외는 아니다.

"인간의 모든 에너지의 근원에는 성적인 충동이 숨겨져 있다."

정신분석학의 창시자인 프로이트(Freud, Sigmund : 1856~1939)의 말인데, 그의 주장에 따르면 성적인 능력의 저하는 인간에게 대단히 심각한 문제라고 하였다. 성욕의 감퇴는 육체적, 정신적인 활력조차 저하시키기 때문이다. 또 정력의 쇠퇴가 동년배에 비해 두드러질 경우 심각하게 고민하지 않을 수 없다. 그러나 고민하기 전에 매일의 식생활을 살펴보라. 잘못된 식생활이 육체적 에너지를 저하시키고, 나아가 성적인 불능에까지 이르게 할 수도 있기 때문이다.

기근 등으로 영양 상태가 극도로 악화되었을 때의 출생 수는 극단적으로 떨어져 버린다. 자손을 번식시키는 데까지 신경을 쓸 여지가 없는 것이다.

영양 상태가 나쁜 아메바는 세포 분열을 정지해 버리고, 이리나 사자도 새끼를 낳지 않는다. 새끼를 낳더라도 무사히 살아남을지 불분명하며, 그보다 자신의 생명조차 위태로움을 본능적으로 알기 때문이다. 인간도 기아 상태에 놓이면 다를 게 없다. 생사의 기로에서 성욕 따위는 일어나지 않는다.

영양학적으로 볼 때 식생활에서 섭취하는 영양의 불균형은 알려진 것보다 매우 심각하다. 대체로 칼로리의 섭취는 충분하지만 그 외 몸의 신진대사에 필요한 영양소는 절대적으로 부족하다.

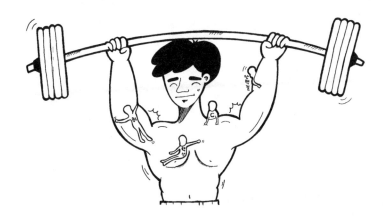

성적인 기능에 관계하는 영양소는 매우 많다. 그 중 특히 중요한 것은 단백질, 비타민 B_1, C, 그리고 핵산이다.

단백질은 남성의 정액의 주성분인 동시에 체내 호르몬의 구성 물질이다. 체내 호르몬은 주로 부신피질[5]에서 분비되는데 그 기능을 촉진하는 것이 비타민 C이다.

핵산은 호르몬의 분비를 조절하며, 비타민 B_1은 핵산이 제 기능을 할 수 있도록 에너지를 공급한다.

그러므로 이들 영양소 중 어느 것 하나라도 부족하면 성 기능은 약해져 버린다.

일반적으로 채식주의자는 고기를 먹는 사람에 비해 성적인 에너지가 적다고 하는데, 이것은 야채가 고기에 비해 핵산과 단백질이 적기 때문이다. 스태미너를 갖고 성생활을 원만히 하기 위해서는 핵산을 반드시 섭취해야 한다.

---

5) 두 개의 신장 위에 있는 내분비 기관이다. 분비되는 호르몬은 수분, 당분, 나트륨 등의 염분 대사로 성적 발육에 관계한다.

잘못된 식습관이 노화를 재촉한다

이미 앞에서 설명했듯이 피부와 두발의 노화 혹은 체력의 저하 등을 앞당기는 원인은 몸이 필요로 하는 영양소를 골고루 섭취하지 않는 데 있다. 이 점에 대해서는 대부분의 사람들이 수긍할 것이다.

그러나 잘못된 식사를 한두 번 한 정도로 당장 몸이 노화되는 것은 아니다. 약의 부작용처럼 곧바로 그 결과가 몸에 나타나는 것이 아니고 몇 년, 몇 십 년 계속된 결과 영양의 불균형이 누적되어 여러 질병으로 나타나는 것이다.

식생활이 잘못되었다는 것을 알게 되기까지는 그만큼 오랜 시일이 걸린다. 모두들 음식의 맛이나 질에 다소 불만이 있기는 하지만 자신의 식생활이 결코 잘못되었다고는 생각하지 않는다.

왜냐하면 과거에 비해 현대인의 식생활은 물질 문명의 발달로 매우

67

풍요로워졌기 때문이다. 생활 수준이 향상되면서 식탁에 오르는 식품의 종류도 매우 다양해졌다.

또한 재배 기술의 발달로 계절에 관계없이 언제든 먹고 싶은 것을 먹을 수 있다. 즉, 농업 경영의 기계화에 힘입어 제철이 아닌 과일이나 야채를 쉽게 구할 수 있다.

심지어 영국산 세리주에 카스피 해의 철갑상어 알젓, 중국의 피탄(집오리 알을 진흙에 절여 놓았다가 먹는 음식)에 독일산 포도주를 곁들이는, 안방에서도 세계 음식을 맛볼 수 있는 꿈 같은 이야기가 현실로 이루어지는 세상이다.

매일의 식생활에도 커다란 변화가 일어나고 있다. 생활 속에서의 요리의 간소화, 식품 가공 산업의 발달로 인한 가공 식품화 및 인스턴트화 등이 그것이다.

그런데 가공 식품에는 신진대사에 꼭 필요한 미량 영양소(비타민, 무기질 등)가 결핍되어 있고, 또한 인체에 유해한 식품 첨가물을 사용함으로써 체내에서 여러 가지 문제가 발생한다.

이러한 경향은 범세계적으로 진행되고 있는 아주 심각한 상태로, 인류가 불을 이용해서 익혀 먹기 시작한 이래 식생활 최대의 위기를 맞고 있다.

그 영향으로 이미 나타나고 있는 것이 성인병의 급격한 증가와 그 발병 연령층의 저하를 들 수 있다. 즉, 지금까지는 중년 이후의 사람에게서 발병하던 동맥경화, 고혈압, 당뇨병 등의 성인병이 젊은이들에게도 나타나기 시작한 것이다.

성인병은 주로 동물성 식품의 과다 섭취가 원인으로, 미국에서는 6세의 어린이에게서 동맥경화가 발병한 예도 있다.

요약하면, 잘못된 식생활로 현대인의 노화는 가속화되고 있다.

성인병의 급격한 증가, 그 발병 연령층의 저하, 그리고 피부나 머리, 시력이 쇠퇴하고 몸이 비만해지는 등 노화 현상이 광범위하게 나타나고 있다.

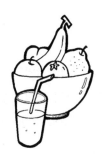

야채만 먹으면 세포의 대사가 퇴화된다

현대인의 식생활이 결코 이상적이지 못하다는 것은 굳이 근거를 제시하지 않더라도 누구나 느끼고 있다.

고지방, 고칼로리, 고염분 위주의 식생활로 동맥경화, 고혈압, 당뇨병은 이제 흔한 질병이 되었다.

그래서 많은 사람들은 식생활 패턴을 바꾸고 있다. 그러나 그들 다수가 또다른 오류를 범하고 있다.

예를 들면, 칼로리 계산의 오류이다. 뚱뚱해진 사람, 뚱뚱해질까봐 두려워하는 사람들 중 다수는 칼로리의 섭취량을 줄이는 데만 열심이다. 그들은 뚱뚱해지지 않기 위해 1일 섭취 칼로리의 양을 1,000～1,500칼로리로 제한하고자 한다.

그러나 지금까지의 식사 패턴을 바꾸지 않고, 칼로리 양만을 줄여서는 아무 의미가 없다. 오히려 식사에서 보충되는 영양분이 감소해 신진대사에 꼭 필요한 비타민과 미네랄, 핵산이 부족하게 되어 또다른 부작용을 일으킨다.

그 결과 대사에 이상이 생겨서 아무리 칼로리를 제한하더라도 몸무게는 줄지 않을 뿐 아니라, 노화만 두드러진다.

따라서 섭취 칼로리를 제한할 것이 아니라 식생활의 질을 개선하는 것이 중요하다.

또한, 젊은 여성들의 경우 미용식이라 하여 육식은 일절 금하고 채식 위주의 식사를 하는 것도 옳지 않은 식습관이다.

야채에는 사람의 몸에 필요한 단백질과 핵산이 많지 않기 때문이다.

결국 채식주의자는 지방이나 콜레스테롤의 공포에서는 벗어나겠지만, 단백질과 세포의 대사를 활성화시키는 핵산이 부족해 필연적으로 노화가 앞당겨진다.

비만으로부터 벗어나기 위해 섭취 칼로리의 양을 제한하거나 채식 위주의 식생활을 하는 것은 분명 잘못된 식습관이다.

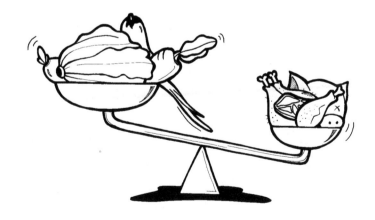

안타깝게도 대다수가 그 방법을 효과가 있는 것으로 생각한다. 균형적이지 못한 영양 섭취가 또다른 부작용을 낳는다는 것을 모르기 때문이다.

날씬해지기 위해서는 소비 칼로리의 양을 늘려 섭취 칼로리의 체내 축적을 막아야 한다. 그러기 위해서 운동으로 여분의 칼로리를 모두 소비해 버리면 된다.

그러나 하기 싫은 운동을 하라는 것은 아니다. 앞에서도 말했듯이 핵산을 풍부히 포함하고 있는 식품을 섭취하면 당연히 몸의 에너지 대사가 활발해져 소비 칼로리가 늘어난다.

즉, 핵산을 많이 지닌 음식을 한 가지라도 더 식탁에 올려놓는다면, 비만은 그만큼 멀어진다.

살찌지 않으려면 하루 세 끼를 먹어라

:

당신은 하루에 몇 칼로리를 섭취하고 있는가? 자신이 섭취하는 칼로리의 양은 매일의 식사로 계산할 수 있다.

만약 하루의 식사에서 얻는 칼로리의 양이 일정하다면 식사의 횟수가 세 번인 경우보다 두 번일 때 더 뚱뚱해지기 쉽다.

이 점에 대해 수긍하지 않는 사람도 있을 것이다. 그들의 논리는 하루 10달러를 받을 경우 5달러씩 두 번 받으나 세 번으로 나누어 받으나 마찬가지이기 때문이다.

적절한 예가 아닐지 모르지만, 양돈업자들은 돼지를 짧은 기간 내에 살찌우기 위해 하루에 한 번 밖에 사료를 주지 않는다. 같은 양의 사료를 두세 번으로 나누어 주게 되면 살찌지 않는다고 한다. 당신도 살이 찌고 싶지 않다면 이 사례를 생각해 볼 일이다.

식사에서 섭취한 영양소는 대부분 포도당으로 바뀌어 혈액 속에 녹아 각 세포에서 이용된다. 이용하고 남은 포도당은 최종적으로 피하 지방으로 축적된다. 피하 지방으로 축적된 포도당은 단식이나 절식 등을 했을 때에는 에너지로 쓰이지만, 신체 활동이 없을 경우에는 축적된 채 좀처럼 소비되지 않는다.

요컨대 한 번에 대량의 식사를 하면 여분의 영양분은 피하 지방으로 쌓이나, 몇 차례 나누어 식사를 하게 되면 포도당으로 그 때마다 소비되어 버리는 것이다.

바쁜 현대인들은 대부분 시간을 들여 제대로 준비한 아침식사를 할 수가 없다. 그들의 아침식사는 고작 커피에 토스트이다. 칼로리도 영양분도 거의 없다.

따라서 부족한 영양분을 점심이나 저녁식사에서 보충하고자 하므로 실질적으로 하루 두 끼의 식사를 하는 셈이다. 즉, 하루의 섭취 칼로리 총량은 변화 없이 축적되는 피하 지방만 늘어나 쉽게 뚱뚱해지는 것이다.

한편, 식사를 한 뒤 곧 잠을 자는 것은 살이 찌는 지름길이다. 왜냐하면 섭취한 칼로리가 거의 소비되지 않기 때문에 자는 동안 고스란히 피하 지방으로 쌓이기 때문이다.

살찌는 것이 두렵다면 밤참을 먹거나 식사 뒤 바로 잠들지 않도록 주의해야 한다.

가공 식품은 사람을 불안하게 만든다

현대인의 식생활 중 가장 큰 문제점은 가공 식품의 섭취에 있다. 인스턴트 식품, 청량 음료수, 설탕, 합성 조미료, 그리고 초콜릿이나 사탕 따위의 과자류 등 즐겨 먹고 있는 가공 식품은 이루 다 헤아릴 수 없을 정도이다.

그런 만큼 현대를 살고 있는 이상 좋든 싫든간에 가공 식품을 입에 대지 않고 살아가기란 어렵다.

가공 식품이 자신의 건강을 해치고 노화를 앞당긴다는 사실을 인식하며 먹는 사람은 거의 없다.

예를 들면, 앞에서도 말했듯이 가공 식품을 제조할 때 사용하는 합성 방부제에는 인이 다량 함유되어 있어, 과잉 섭취에 따른 신진대사의 불균형이 발생한다.

원래 인은 뼈와 이를 형성하는 데 꼭 필요한 미네랄이다. 그러나 지나치게 많이 섭취하면 칼슘과의 균형이 깨져 버린다.

　따라서 인이 많이 포함되어 있는 인스턴트 식품이나 청량 음료를 계속해서 먹으면 만성 인 과잉증이 된다. 이로 인해 뼈가 약해져서 아이들은 쉽게 골절상을 입게 되고, 어른은 골격이 변형될 수도 있다.

　인의 과잉 섭취로 인한 악영향은 뼈만이 아니라 신경에도 미친다. 흥분한 신경을 진정시키는 작용을 하는 마그네슘은 몸 속에 인이 늘어나면 그 이용률이 크게 떨어지게 된다.

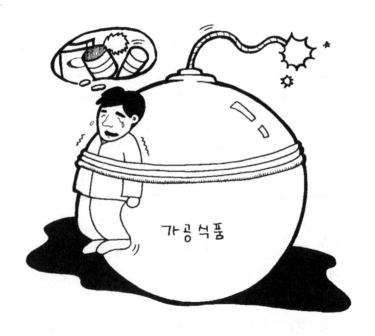

흔히 접하는 폭력 사태, 즉 작은 일에도 크게 화를 내고 아무 이유 없이 사람을 죽이거나 하는 일도 지속적인 가공 식품의 섭취가 한 요인이다. 음식의 영향이 심리 상태에까지 미치고 있다면 쉽게 믿어지지 않겠지만, 이미 서구의 영양학자들 사이에서는 정설로 받아들여지고 있다.

더욱이 인의 섭취량은 놀랍게도 최근 20년간 3배로 증가하였다. 인의 과다 섭취로 인한 악영향이 여기저기서 나타나기 시작한 것도 당연하다.

한편 가공 식품이 천연 식품보다 영양가가 적은 것은 피할 수 없는 사실이다.

단적인 예로, 아이들이 좋아하는 포테이토칩을 살펴보자.

감자는 예부터 비타민 C의 귀중한 보급원이 되어 왔다. 그러나 기름에 튀겨 포테이토칩으로 만들어 버리면 비타민 C는 거의 파손되어 영(0)에 가깝게 된다. 또 삶은 감자에는 지방분이 1퍼센트밖에 없지만 막 튀겨낸 포테이토칩은 40퍼센트나 되는 지방분을 포함한다.

포테이토칩 뿐만 아니라 대부분의 가공 식품은 비타민이 크게 부족하고, 지방분이 지나치게 많이 포함되어 있다고 생각하면 된다. 당연히 지방의 과잉 섭취로 콜레스테롤이 축적되어 비만과 성인병이 발생하게 된다.

청량 음료와 사탕 따위에 든 설탕도 현대인의 몸을 좀먹고 있다. 정제된 설탕은 아주 빨리 체내에 흡수되기 때문에 그에 대응해 인슐린이라는 호르몬의 분비가 촉진된다. 인슐린이 많이 분비되면 혈당치가 필요 이상으로 낮아져 저혈당증에 빠진다.

그 결과 무기력해진다거나 조급해져서 정서가 불안정해지기도 한다. 이 또한 현대 사회에 범죄가 증가하고, 가정내 폭력과 교내 폭력이 만연하는 원인이라 할 수 있다.

확실히 가공 식품은 성가신 조리의 수고를 덜어 주기 때문에 주부에게는 편리한 '요술 지팡이'이다. 힘들게 재료를 준비해야 하거나 조리에 시간을 허비할 필요도 없고, 그날 먹고 싶은 요리를 단시간에 그것도 간단히 식탁에 올릴 수 있다.

그러나 그런 식생활이야말로 가족의 몸과 정신을 좀먹고 있다는 점을 깨달아야 한다.

자연식 애호가는 빨리 늙는다

자연식주의자라는 사람들이 있다. 현대의 식생활이 가져오는 여러 가지 오류를 깨닫고 모든 육류와 가공 식품을 거부하며, 야채도 자연 농법으로 재배한 것만 먹고, 빵도 방부제를 사용하지 않은 것을 고른다. 현미식에 철저한 것도 자연식주의자들의 특징이다.

그러나 슬프게도 자연식을 하더라도 자신의 생명을 지키기 위한 최소한의 영양학을 모르면 죽음에까지 이를 수 있다. 실제로 자연식주의자가 잘못된 영양학의 희생양이 되어 사망한 예가 있다. 그들의 사인은 모두 영양 실조였다.

확실히 고기를 먹지 않으면 지방과 콜레스테롤의 축적이 최저한으로 억제된다. 그만큼 동맥경화와 심장병 등의 성인병을 멀리 할 수 있는 것이다.

나아가 자연식은 앞으로 세계 인구 증가로 인한 식량 위기의 대비책도 된다.

소나 돼지에게 열 사람 이상이 먹을 수 있는 곡물을 주어야만 한 사람이 먹을 수 있는 고기를 얻을 수 있다고 한다. 요컨대 곡물로 먹으면 열 사람이 먹을 수 있는 것을 소나 돼지 등의 육식으로 만들어 버리면 한 사람밖에 먹지 못하는 것이다.

따라서 모두가 육식을 폐지하고 채식주의자로 돌아서면 지구의 농산물로 더 많은 인구를 부양할 수 있게 된다.

이 외에도 자연식의 장점은 많겠지만, 간과해서는 안되는 것이 있다. 자연식주의자는 단백질과 비타민 등의 영양 부족으로 허약해지기 쉽다.

예전에 학교에서 배운 생물을 복습해 보자.

잘 알다시피 인간이 필요로 하는 단백질을 만들기 위해서는 20종의 아미노산이 있어야 한다. 이 20종의 아미노산 중 12종은 사람의 몸 속에서 합성되지만 나머지 8종은 음식물에서 섭취해야 하는 필수 아미노산[6]이다.

그리고 단백질은 아미노산이 1종이라도 부족하면 만들어지지 않는다. 그 결과 단백질을 기초로 하는 효소와 호르몬이 만들어지지 않기 때문에 신체의 대사가 균형을 잃어 쉽게 병에 걸린다. 극단적일 때는 영양 실조로 죽음에 이르는 것이다.

야채와 곡물은 어느 것 한 가지도 아미노산을 균형있게 포함하고 있지 않다. 필수 아미노산 중 어느 한 가지는 결여되어 있다. 따라서 야채와 곡물만을 먹는다면 반드시 영양 장애가 일어날 것이다.

그러나 야채와 곡물에 부족한 아미노산의 종류는 식품에 따라 다르

---

6) 사람에게 필요한 20종의 아미노산 중 체내에서 합성되지 않아 음식물에서 섭취해야 하는 8종의 아미노산(이소류신, 류신, 메티오닌, 리신, 페닐알라닌, 트레오닌, 트립토판, 발린)

기 때문에 잘 조합하기만 하면 필수 아미노산을 보충할 수 있다.

예를 들어, 한 끼 식사에 '빵과 현미 등의 곡물'과 '콩류'를 잘 조합하면 모든 필수 아미노산을 부족하지 않게 섭취할 수 있다. 하지만 아침 식사로 곡물만 먹고 점심 식사에 콩을 먹었다면 전혀 도움이 되지 않는다. 아미노산은 조합되지 않고 쓸데없이 배설되어 버리기 때문이다.

이외 유효한 조합은 '곡물'과 '우유 등의 유제품', '나무 열매·씨앗'과 '콩류'이다.

따라서 아침 식사로는 빵과 우유, 점심으로는 현미와 콩조림을 먹는 것이 유효한 단백질 섭취의 예이다. 이 사실을 모르면 자연식주의자는 조만간 자신도 모르는 사이에 영양 장애 상태로 체내의 어느 기관에든 이상이 생길 것이다.

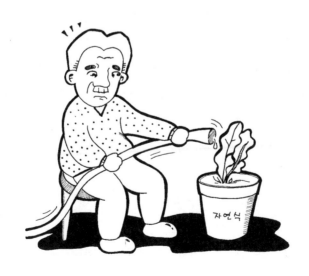

자연식주의자가 범하기 쉬운 또 하나의 오류는 비타민 B군, 특히 B_{12}의 결핍이다. 이 비타민은 간에 비교적 많이 포함되어 있고 야채에는 거의 없다.

비타민 B_{12}는 핵산의 작용을 도와 세포 분열을 촉진한다. 따라서 B_{12}가 극단적으로 결핍되면 활발한 세포 분열은커녕 분열해야 할 때에 세포가 분열하지 않게 된다.

세포는 자꾸 커질 뿐이고 세포의 수는 늘지 않는다. 혈액 중의 적혈구에 그런 현상이 일어나면 악성 빈혈이 된다.

이것을 막기 위해서는 간을 먹어 B_{12}를 보충해야 한다. 그러나 자연식주의자에게는 무리한 이야기일 것이다. 그럴 경우 비타민제를 먹지 않는 한 결핍증은 막을 수 없다.

지금까지 영양학자 누구 한 사람 지적하지 않았지만 야채와 곡물에는 핵산이 조금밖에 없다. 우리 몸은 20세를 지나면 체내의 핵산 합성 능력이 차츰 저하되기 때문에 식사를 통해 보충하지 않는 한 핵산의 부족으로 인한 노화 현상을 피할 수 없다. 그래서 자연식 애호가 중에는 실제 나이보다 늙어보이는 사람이 적지 않다.

단, 다행스러운 것은 핵산이 매우 풍부한 야채가 있다는 점이다. 연구를 계속 해서 고핵산 식품을 개발한다면 자연주의자들도 나이를 먹지 않고 젊게 살 수가 있다.

부드러운 요리는 머리를 나쁘게 한다

:

자연식주의자 못지않게 요리에 대해 편견을 가진 부류가 미식가
이다. 대개 미식가라는 사람들은 좀처럼 구할 수 없는 귀중한
재료를 써서 시간과 수고를 아끼지 않고 만든 요리야말로 최고이고,
가장 맛이 있다는 편견에 빠져 있다.

그 전형적인 예로, 세계 제일이라고 하는 프랑스 요리를 들 수 있다.
다행인지 불행인지 나 자신은 프랑스 요리의 호화로운 전 코스를 먹을
기회가 좀처럼 없었다.

비록 몇 번 되지 않은 경험으로도 오르되브르에서 디저트에 이르기
까지 '사치스럽다' 라는 말이 딱 들어맞는 요리로 프랑스 요리 외에 달
리 없음을 실감했다.

쓰이는 재료도 소, 돼지, 닭, 거위, 토끼를 비롯해 온갖 종류의 물고
기, 새우, 게, 조개, 그리고 여러 가지 야채 등 그 풍부함은 중국 요리

못지 않다.

그러나 풍부한 재료에도 불구하고 프랑스 요리의 문제점은 오븐이나 냄비, 프라이팬 등 가능한 모든 조리 기구를 사용하여 지나치게 열을 가하는 것이다. 고기와 어패류는 물론 야채까지 불과 증기를 가해 요리한다.

영양학의 관점에서 말하면 요리의 재료를 지나치게 가열하면 포함되어 있는 귀중한 비타민류가 완전히 파괴된다.

소고기를 예로 들어 보자. 소고기를 프랑스 요리의 앙트레 풍으로 소스를 졸여 버리면 비타민 B_1의 손실률은 60퍼센트, 비타민 C는 거의 영(0)이 되어 버린다. 그러나 미국인들이 잘 먹는 스테이크로 알맞게 구우면 비타민 B_1이나 비타민 C의 손실률을 20~30퍼센트로 줄일수 있다.

영양학의 입장에서 보면 프랑스 요리에서의 영양 손실은 매우 크다고 할 수 있다.

한편, 요리를 할 때 불을 지나치게 쓰는 일은 그 요리를 필요 이상으로 부드럽게 만든다. 지나치게 부드러운 음식은 사람의 노화를 앞당긴다. 특히 뇌세포의 노화를 앞당긴다.

평소 부드러운 식사만 하는 사람은 턱 근육이 약해지고 뇌세포가 노화되어 버린다. 딱딱한 음식을 튼튼한 이로 깨물면 턱 근육을 발달시킬 뿐만 아니라 뇌도 자극하기 때문에 노화 방지에 도움이 된다.

이는 실험을 통해 증명된 바 있다. 오른쪽 절반의 이를 위아래 다 뽑아 낸 원숭이를 사육해 보니 오른쪽 절반의 뇌가 두드러지게 퇴화해 버렸다고 한다. 자극을 받지 않은 뇌는 곧 퇴화해 버리는 것이다.

오랜 시간 열을 가해 지나치게 부드러워진 프랑스 요리는 이가 전혀 필요하지 않을 정도이다. 씹을 필요 없이 입 안에서 녹아 버리는 요리가 아주 맛있는 요리라는 미식가의 의견도 있다.

그럴 수도 있다. 그러나 그런 요리만 먹다가는 뇌의 노화는 점점 심해져 머지 않아 치매에 이르게 된다.

프랑스에서도 반성의 소리가 나오기 시작해 최근부터 조리에 지나치게 열을 가하는 것을 삼가고 있다. '새로운 요리'라든가 '자연스런 요리'라는 것이 그것이다.

물론 요리하면서 영양소가 파괴되는 경우는 프랑스 요리에서만 볼 수 있는 것은 아니다. 어디에서든 많이 보는 현상이다. 그러므로 요리하면서 지나친 열의 사용은 피해야 한다.

언제까지나 젊음을 유지할 수 있는 식이 요법을 원한다면 요리 또한 자연에 가까운 소박한 것이어야 한다.

3

고핵산 식이 요법의 효과

노화 현상을 막는 DNA 핵산 효과의 비밀

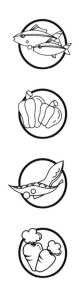

분자 생물학이 발견한 핵산 식이 요법

:

고 핵산 식이 요법은 건강 서적에 으레 나오는 '건강식' 이나 '자
연식' 을 이용한 식이 요법과는 크게 다르다.

따라서 당신이 건강이나 미용을 위해 식이 요법을 하고 있다면 매일
식탁 위에 무엇을 올려 놓아야 할지 혼동을 일으킬 것이다.

고핵산 식품은 대부분의 식이 요법 전문가들이 식이 요법 식품으로
제한하는 메뉴들이다.

그들의 주장에 의하면, 콜레스테롤 수치를 높이기 때문이다. 이것은
'상식' 처럼 되어 있다.

그러나 고핵산 식이 요법은 결코 그들이 우려하는 결과를 낳지 않는
다. 필요한 주의사항을 지키기만 한다면 오히려 콜레스테롤 수치를 줄
일 수 있다.

고핵산 식이 요법은 지금까지의 식이 요법과는 그 시작부터 확연히

다르다. 고핵산 식이 요법은 칼로리 계산에 의거하여 음식물 섭취를 줄이는 수단으로 삼지 않는다. 그렇다고 특별한 식품이나 약품을 쓰지도 않는다. 핵산 식이 요법은 최첨단 과학에 의해 해명된 분자 생물학에서 출발하고 있다.

이미 말했듯이 핵산은 생물학자인 워슨과 크릭에 의해 그 실체가 해명되었다.

핵산에는 두 종류가 있다. 그 중 하나인 RNA는 리보오스(당)와 염기, 즉 아데닌, 구아닌, 시토신, 우라실을 가지고 있다. 다른 하나인 DNA는 염색체의 주요 구성 성분으로, 디옥시리보오스(당)와 4개의 염기, 즉 아데닌, 구아닌, 시토신 및 티민을 가지고 있다.

워슨과 크릭 모형에 따르면 DNA는 이중나선으로 이루어져 있다. 염기-당-인산의 배열로 된 가닥 2개가 염기로 연결되어 전체적으로 꼬여서 나선 구조로 존재한다.

이 구조의 해명으로 워슨과 크릭은 1962년 노벨 의학 · 생리학상을 수상하였으며, 핵산의 연구 또한 활발히 진행되었다.

인간의 세포를 지배하는 DNA와 RNA의 비밀

⋮

"**피**부가 부석부석하게 마르고 주름이 많이 늘었다. 피부색도 예전 같지 않고 핏기가 없다."

"탄력이 없어진 얼굴에서 눈꺼풀, 뺨, 턱 부분의 피부가 늘어지기 시작했다."

"머리카락이 가늘어지고 이마와 정수리 부분에서 머리가 많이 빠진다. 흰머리도 나기 시작했다."

몸에 이 같은 현상이 나타나면 어느새 자신의 몸이 노화하고 있음을 깨닫는다.

왜 이런 현상이 일어나는지 이유는 무엇인가?

우리의 몸은 무수히 많은 세포로 이루어졌다는 것은 누구나 다 알고 있다. 피부, 근육, 심장, 뇌, 눈, 머리카락, 치아, 손톱 등 모두 세포의 집합이다. 물론 피부는 부드럽고 손톱은 딱딱하듯이 세포에는 여러 유형이 있다.

몸이 노화하는 것은 세포가 노화하기 때문이다. 이것은 누구나 충분히 이해할 수 있는 사실이다.

그러면 세포는 왜 노화하는가? 이유를 알아보기 전에 먼저 우리 몸이 어떻게 생겨났는지 살펴보자.

처음에 정자와 난자가 만나 단 하나의 세포로 이루어진 수정란이 만들어진다. 생물학적으로 인간은 20세에 신체의 성장이 일단 정지된다. 처음에는 겨우 한 개였던 세포가 20년간 수조 개의 세포로 분열하는 것이다. 이 얼마나 굉장한 생명력인가!

이 때 세포의 분열을 지배하는 것은 DNA이고, 그 세포가 만들어 내는 단백질을 조절하는 것은 DNA(디옥시리보 핵산)의 지령을 받은 RNA(리보 핵산)[7]이다.

고핵산 식이 요법의 기준이 되는 핵산이 바로 DNA와 RNA이다. 이 핵산은 우리 몸이 태어나서 죽을 때까지 지배한다.

세포를 예로 들어 살펴보자([그림1] 참조). 세포는 지름이 10미크론(1미크론은 1,000분의 1밀리)이 채 되지 않는 작은 구형을 이루고 있어 1,000개를 나란히 늘어 놓더라도 1cm가 안된다.

세포의 중심에는 세포 크기의 4분의 1 정도 되는 핵이 있다. 핵산은 이 핵 안에 포함되어 있는 DNA를 말한다.

이 DNA는 인간뿐 아니라 소나 쥐, 물고기, 곤충, 미생물에 이르기까지, 요컨대 지구상에 사는 총 135만여 종의 모든 생물의 세포에 포함된 가장 중요한 것이다.

생명 활동의 중심적 역할을 하는 이 DNA에 대해 좀더 자세히 알기

---

7) 세포의 세포질에 있다. 리보오스(당)와 인산의 나선 구조를 갖는다.

[그림1] **세포의 모양**

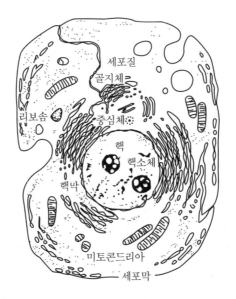

핵산은 핵 안에 들어 있다.

[그림2] **DNA의 나선 구조**

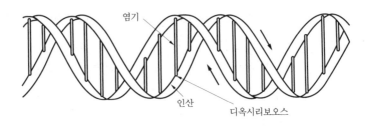

두 개의 리본 부분은 디옥시리보오스와 인산으로 되어 있다. 이쑤시개 부분은
아데닌, 티민, 구아닌, 시토신으로 되어 있다.

위해 DNA의 모델을 조립해 보자. DNA 모델을 만들기 위해서는 길고 가는 병 하나와 리본 두 개, 이쑤시개 한 줌이 있으면 된다.

먼저 리본 하나를 오른쪽으로 돌려 병에 감고, 이것과 조금 엇갈리게 또 하나의 리본을 같은 식으로 병에 감는다. 그리고 리본의 모양이 헝클어지지 않도록 병을 빼내고 남은 두 개의 리본 사이에 같은 간격으로 몇 개씩의 이쑤시개를 꽂는다. 그러면 [그림 2]와 같은 모양이 된다.

이것이 DNA의 구조이다. 리본은 디옥시리보오스(당)와 인산으로 되어 있다. 이쑤시개는 아데닌 · 시토신 · 티민 · 구아닌[8]이라는 물질로서 이쑤시개 하나는 이 물질이 두 개씩 조합된 것이다.

리본과 이쑤시개로 만든 DNA 모델은 분자 생물학의 차원에서 말하면 거대한 DNA 분자의 극히 일부이다. 인간의 세포 하나에 포함되어 있는 DNA의 총길이는 무려 174cm나 된다.

완전한 복제를 리본과 이쑤시개로 만든다면 60억 개의 이쑤시개와 20km의 리본이 필요하다. 엄청나게 많은 정보를 가지고 있는 것이다.

---

8) DNA의 이중 나선 구조를 잇는 물질들을 말한다.

낡은 세포를 새 세포로 바꾸는 DNA의 숙명

⋮

싱하던 피부가 탄력이 없어지고 주름이 많아진다. 가늘어진 머리카락이 잘 빠지고 흰머리도 많이 생긴다. 또 머리가 한번 빠지면 다시 나지 않는다.

예전과 달리 심장, 간장, 기관지, 혈압 등에 이상이 나타난다.

이러한 노화 현상과 DNA가 밀접한 관계에 있다는 것은 DNA가 수행하는 역할을 이해하면 쉽게 알 수 있다.

DNA의 첫 번째 역할은 같은 DNA를 만들어 내는 일이다. DNA의 복제는 세포 분열에 앞서 핵 안에서 일어난다. 낡은 핵에서 분열한 새 핵은 자기 안에 전달된 DNA가 정하는 대로 새 세포를 만든다.

생물의 성장 과정은 거듭하여 세포를 분열하여 몸을 만들고, 일단 몸이 만들어지면 낡은 세포를 새 것으로 바꾼다.

DNA는 정확히 자신의 복제를 만들어 낸다. 만약 DNA가 본연의 역할을 제대로 수행하지 못한다면 어떻게 될까?

DNA는 세포의 구조를 결정하므로 기형 DNA를 포함한 세포가 생식 세포의 정자나 난자일 경우 불행하게도 아기는 선천성 기형아가 되기도 한다.

또, 기형 DNA가 생식 세포가 아니라 피부나 간 세포일 경우 불완전한 DNA의 명령에 따라 만들어지는 새 피부나 간 세포 역시 불완전해진다. 그것은 암 세포처럼 극단적인 형태로 나타날 수도 있다.

그러나 대체로 DNA의 기능 저하는 피부와 머리카락의 노화, 간과 심장의 쇠약이라는 형태로 나타날 때가 훨씬 많다.

DNA의 또다른 역할은 단백질을 만드는 일이다.

사람의 몸은 심장, 혈액, 피부 등 어느 부분이든 단백질이 주성분을 이룬다. 이 단백질을 합성하는 것은 오로지 DNA뿐이다.

DNA는 RNA의 도움을 받아 단백질의 구성 요소인 아미노산을 조합해 단백질을 만드는데, 아미노산의 배열 방법은 전부 DNA의 명령에 기초하고 있다.

따라서 DNA가 제대로 역할을 수행하지 못할 경우 완전한 단백질이 만들어지지 않으며, 불완전한 단백질은 불완전한 채로 몸의 구성 요소가 된다.

또 DNA의 기능 저하는 단백질 합성 능력의 속도를 떨어뜨린다. 피부와 머리카락 또는 내장의 세포가 변질되거나 상실되어 회복되지 않는다. 그로 인해 앞서 언급한 노화 현상, 만성 성인병 등이 생기는 것이다.

DNA 기능이 저하되지 않으면 노화 현상은 일어나지 않는다

D NA의 기능이 저하되는 원인은 여러 가지가 있다. 바이러스나 X선, 우주의 방사선, 독물 등 외부에서 제공되는 원인도 있다.

그러나 외적인 요인보다는 내적인, 즉 DNA의 손상에 의한 기능 저하가 일반적이다. 누구에게나 일어나는 DNA의 손상이다.

젊은 사람의 피부가 건강하고 아름답게 빛나며 머리카락이 탐스러운 것은 왜일까?

그것은 태어나 20년에 걸친 성장 기간에는 세포 분열의 속도가 특히 빨라 단백질이 잘 만들어지기 때문이다. 즉, DNA와 RNA라는 두 핵산이 활발하게 작용하기 때문이다.

보다 중요한 요인으로는 성장기의 젊고 건강한 핵산은 새 세포와 단백질을 만들어 낼 때 오류를 범하는 일이 거의 없다는 점이다. 핵산은 계획대로 일을 정확히 처리한다.

만약 탄생 단계에서 DNA의 이상이 없고, 기능 또한 저하되지 않는 다면 인간의 몸은 막 태어났을 때처럼 늘 건강하게 살 수 있다.

그러나 인간은 나이가 들어감에 따라 점차 늙어가며 마침내 죽어야 할 운명을 맞게 된다. 막 태어났을 때의 활발했던 핵산의 기능이 점차 시들기 때문이다.

성장기 이후 사람의 몸은 핵산의 합성 능력 저하로 인해 극단적으로 쇠약해져 버린다. 몸 속에서 합성되는 핵산만으로는 세포 분열이나 단 백질의 생성을 감당할 수 없게 된다. 따라서 새로운 세포와 필요한 만 큼의 단백질이 생성되지 않는다.

또한, 핵산의 절대량이 부족하면 새로 만들어 내는 DNA는 불완전 하고 잘못되기 쉽다. 그만큼 질이 떨어지는 것이다.

한 가지 예를 들어 보자.

자신의 몸을 살펴보라. 적어도 하나 둘 정도의 상처는 있을 것이다. 그 상처를 입었을 때를 기억해 보라. 대부분 20세 이후 혹은 10대 후 반 이후에 입은 상처일 것이다.

누구나 어렸을 때 넘어져 무릎이 벗겨지거나 공작용 칼로 손가락을 베인 일이 몇 번은 있었을 것이다. 어른이 된 지금 그 때의 상처가 남 아 있는가?

살점이 떨어질 정도로 깊은 상처가 아닌 이상, 마치 요술 지팡이를 휘두른 것처럼 당신의 몸에는 아무 흔적도 남아 있지 않을 것이다.

뼈가 부러지거나 금이 갈 경우 '젊은 사람은 회복이 빠르다'고 한 다. 이것 역시 같은 이치이다.

나이를 먹을수록 상처나 골절은 쉽게 치료되지 않으며 상처는 오래 남게 된다. 이는 곧 당신의 몸이 나이와 함께 쇠약해져 핵산의 기능이 저하되었다는 의미이다.

또, 일단 손상된 세포는 쉽게 재생되지 않는다.

바꾸어 말하면, 20세 이후 당신의 몸에 생겨난 상처의 대부분은 핵산의 능력이 저하되어 건강한 세포와 단백질을 제대로 만들지 못하는 것이 원인이다.

물론 노화 현상과 만성병 전부가 핵산의 기능이 저하된 데에 원인이 있다고 단정할 수는 없다. 그러나 핵산의 능력이 저하된 것이 어떤 형태로든 관여하고 있다는 것은 의심할 여지가 없다.

이제까지는 나이가 들면 늙기 마련이라며 다들 체념해 왔다. 어떤 건강식이나 운동으로도 노화를 막을 수 없다고 생각했다.

그러나 마침내 노화의 정체가 밝혀졌고, 노화를 막는 방법도 공개되기에 이르렀다.

핵산은 식품에서만 섭취할 수 있다

만약 늙더라도 20세 이전의 싱싱한 핵산을 계속 유지할 수 있다면 우리의 몸은 노화하지 않을 것이다.

도대체 핵산을 어디에서, 어떻게 얻을 수 있을까?

핵산은 어떤 생물의 세포에나 반드시 들어 있다. 따라서 우리는 음식을 먹는 한 핵산을 얻을 수 있다.

그러나 영양학자들도 핵산을 외부에서 적극적으로 받아들여야 하는 영양소라고는 결코 생각하지 않았다. 체내에서 충분히 합성된다고 믿었기 때문이다.

오히려 핵산의 성분인 푸린류[9](아데닌, 구아닌)가 요산치를 높여 통풍이나 신장 결석의 원인이 된다는 이유로 핵산이 많이 든 식품을 배

---

9) 아데닌, 구아닌, 하이포크산틴, 크산틴의 4종이 있다. 그 중 아데닌, 구아닌은 핵산을 만드는 물질이다.

제하기까지 했다.

그러나 핵산이 세포의 작용을 정상적으로 유지하고 활발하게 하여 노화를 막고 젊음을 유지할 수 있게 한다는 것이 밝혀지게 되었다. 핵산은 섭취할 필요가 없는 영양소가 아니라 적극적으로 받아들여야 하는 영양소이다.

핵산은 모든 생물의 세포에 포함되어 있다. 그렇다면 어떤 식품에 핵산이 많고, 또 어떤 식품에는 적은지 궁금할 것이다.

궁금증을 풀려면 분자 생물학의 영역으로 돌아가야 한다.

우리는 앞에서 리본과 이쑤시개를 사용하여 두 종류의 핵산 중 하나인 DNA의 모형을 만들었다. DNA 분자는 뛰어난 분해 능력을 가진 전자 현미경으로나 겨우 보이는 아주 작은 것이다. 그럼에도 불구하고 사람의 세포 하나에 있는 DNA의 전체 길이는 약 174cm나 된다.

DNA의 길이는 생물의 종류에 따라 모두 다르다. 예를 들면, 닭은 77.5cm, 소는 198cm, 양파는 무려 1,683cm나 된다. 생물의 종류에 따라 세포 속의 핵산 함유량이 미리 정해져 있는 것이다.

여기서 주의해야 할 것이 있다. 대표적인 저핵산 식품으로 달걀과 우유가 있는데, 핵산 함유율은 거의 영(0)에 가깝다. 반면 닭의 핵산 함유율은 결코 적지 않으며 소도 풍부한 편이다.

물론 닭이 달걀을 낳는다. 그러나 달걀은 거대한 단 하나의 세포에 불과하다. 따라서 핵산의 양도 그 하나의 세포에 포함된 양밖에 없다. 또한, 우유는 어디까지나 분비물이지 결코 세포는 아니다. 핵산은 세포에만 들어 있는 것이다.

다량의 핵산을 섭취하려면 핵산이 많은 식품을 먹어야 한다. 즉, 효율적으로 핵산을 섭취하려면 핵산 함유율이 높은 식품을 먹어야만 한다. 저핵산 식품은 아무리 많이 먹어도 칼로리 섭취만 증가할 뿐이다.

[표 3] 식품의 핵산 함유량

식품명	함유량	식품명	함유량
정어리(통조림)	590	말린 완두콩	173
강낭콩	485	소 콩팥	134*
닭 간	402*	고등어(통조림)	122
정어리	343	오징어	100*
멸 치	341	송아지 간	88*
광저기	306	대 합	85*
연 어	289	소 머리	61*
소 간	268*	송아지 염통	50
돼지 간	259*	소 염통	49
고등어	203	참치(통조림)	5
닭 염통	187		

주1) 함유량 : 식품 100g 중의 핵산 양(단위 : mg)

주2) * : 콜레스테롤치가 높지만 중요한 영양소가 많은 식품

주3) 핵산치는 낮지만 중요한 영양소를 포함하는 식품은 야채류 · 과일류 · 알 · 우유 · 치즈 · 콘플레이크 · 버터

주4) 표3 : 캘리포니아 대학 교수 A.J. 클리포드 박사의 분석 결과

핵산은 DNA의 즉각적인 반응을 유도한다

핵산은 생물체를 구성하는 기본 단위인 세포의 활동을 지배하고 있다. DNA가 그 세포를 안구의 일부로 만든다거나 간의 일부로 만드는 것이다.

그렇다면 왜 돼지고기나 콩 요리를 먹은 사람이 그 음식에 포함된 핵산의 원 소유자, 즉 돼지나 콩이 되지 않을까? 또, 호랑이고기를 먹은 사람이 호랑이로 변해 사람이나 동물을 습격한다는 이야기는 결코 있을 수 없는 일일까?

의문을 해결하기 위해 핵산의 구조를 살펴보자.

어떤 생물의 핵산이든 몇 개의 단순한 기본 단위로 나눌 수 있다. DNA의 이중 나선 구조의 꼬임을 펴서 기본 단위를 기호로 나타내 단순화한 것이 [그림3]이다. 이것은 끊임없이 이어지는 DNA의 극히 일부에 지나지 않으며, 다른 부분도 엇비슷하다.

[그림3] DNA의 구조

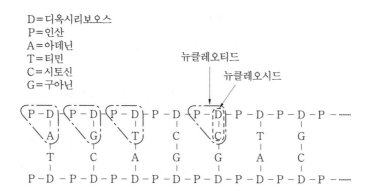

D=디옥시리보오스
P=인산
A=아데닌
T=티민
C=시토신
G=구아닌

뉴클레오티드
뉴클레오시드

P–D P–D P–D P–D P–D P–D–P–D–P ……
   A   G   T   C   C   T   G
   T   C   A   G   G   A   C
P–D – P–D–P–D–P –D–P –D–P–D–P–D–P –D–P ……

[그림4] RNA의 구조

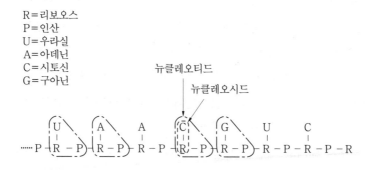

R=리보오스
P=인산
U=우라실
A=아데닌
C=시토신
G=구아닌

뉴클레오티드
뉴클레오시드

     U   A   A   C   G   U   C
……P–R –P–R–P R–P R–P R–P R–P–R–P–R

DNA · RNA의 기초 단위인 뉴클레오티드는 각각 4종류가 있다. 지구상의 생물은 모두
뉴클레오티드가 어떻게 조합되는가로 정해진다. 음식물에서 섭취한 핵산은 뉴클레오티
드 혹은 뉴클레오시드(뉴클레오티드에 인산이 더해진 것)로 분해되어 인간 고유의
DNA · RNA로 다시 조합된다.

이 모델로 말하면 리본에 해당하는 부분은 디옥시리보오스(당)와 인산으로 되어 있다. 이쑤시개에 4개의 염기, 즉 아데닌, 구아닌, 티민, 시토신 중 두 개가 조합된 것으로, 반드시 리본 안의 디옥시리보오스에 양끝이 닿아 있다(항상 아데닌과 티민, 구아닌과 시토신으로만 결합된다).

지구상의 모든 생물은 DNA 구조의 이쑤시개에 해당하는 부분에 아데닌, 구아닌, 티민, 시토신 등 4개의 염기가 어떻게 정렬하는가에 따라 인종, 체질, 성격, 피부색, 생김새 등 생물학적 형질이 결정된다.

실제로는 이 구조가 몇 백만 개씩 이어져 길고 긴 DNA를 형성하고 있지만, 기본 패턴은 대장균이나 사람이나 모두 똑같다.

한편 DNA의 한 조각인 RNA의 구조는 DNA를 반으로 자른 것 같은 모양으로, 디옥시리보오스 대신 리보오스가, 티민 대신 우라실이 결합하고 있다[그림 4].

살펴본 대로 돼지고기에는 확실히 돼지 고유의 핵산이 포함되어 있다. 그러나 사람이 흡수하게 되면 사람 고유의 핵산으로 분해된다.

DNA는 인산-디옥시리보오스-시토신(혹은 아데닌, 구아닌, 티민)으로, RNA는 인산-리보오스-시토신(혹은 아데닌, 우라실, 구아닌)의 뉴클레오티드라는 핵산의 기본 단위로 분해된다(뉴클레오티드에서 인산이 떨어진 뉴클레오시드가 되기도 한다).

분해된 돼지의 핵산은 사람 몸 속의 모든 세포에 전달되어 DNA의 명령에 따라 다시 사람 고유의 핵산으로 조합된다.

이처럼 생물체는 핵산을 분해해 재조합할 수 있기 때문에 사람이 돼지고기나 콩 요리를 먹어도 돼지나 콩이 되지 않는다. 즉, 사람은 다양한 식품으로부터 핵산을 흡수하지만, 사람 고유의 핵산으로 재조합할 수 있는 능력을 가지고 있다. 그것을 담당하는 것이 DNA이다.

핵산이 세포의 활력을 좌우한다

지금까지의 내용으로 미루어 고핵산 식이 요법이 신체의 노화를 막고 젊음을 유지할 수 있게 해 주며, 각종 병에 쉽게 걸리지 않도록 해 준다는 것을 알았을 것이다.

고핵산 식이 요법이 가져다 주는 이점은 여기서 그치지 않는다.

"주의력이 산만해져 일이 잘 진척되지 않는다."

"아침에 일어나도 전날의 피로가 남아 있어 푹 잤다는 느낌이 들지 않는다."

"몸 상태가 안 좋아 병원에 가도 뚜렷한 병명이나 원인을 알 수 없다."

이러한 구체적이지 않은 노화, 즉 활력 부족에 따른 노화에도 고핵산 식이 요법은 뛰어난 효과가 있다.

사람이 걷거나 이야기를 하고, 악수를 하거나 전화를 걸기 위해서는 당연히 에너지가 필요하다. 그러나 사람의 몸은 엔진으로 작동하는 자동차가 아니고 건전지로 움직이는 로봇이 아니므로 필요한 에너지는 스스로 공급해야 한다.

그러면 사람들이 활동하는 데 필요한 에너지는 어떻게 해서 만들어지는가?

이른바 '세포내 발전소'라고 불리우는 미토콘드리아에서 만들어진다. 즉, 섭취한 영양 물질을 산화하는 효소의 도움을 받은 시트르산이 화학 반응을 일으켜 에너지를 만든다. 이 과정을 크렙스 회로[10] 또는 TCA 회로라고 부른다.

크렙스 회로에서 생겨나는 에너지는 그냥 두면 없어지므로 실제 에너지를 필요로 할 때에는 바닥이 나고 만다. 이를 막기 위해 크렙스 회로에는 에너지를 저장해 두는 전자 전달계가 있다.

전자 전달계의 중심이 되는 것은 핵산 RNA의 기본 단위 중 하나인 ATP(아데노신 3인산)이다. ATP는 RNA의 뉴클레오시드에서 아데노신에 3개의 인산이 붙은 구조인데, 인산이 하나씩 떨어져 나갈 때마다 에너지가 방출된다(ATP→ADP(아데노신 2인산)→AMP(아데노신 1인산)). 반대로 밖에서 에너지가 더해지면 AMP→ADP→ATP가 되면서 에너지가 축적된다.

에너지의 축적이 가능하기 때문에 우리는 일상의 동작을 할 뿐만 아니라 수영이나 테니스, 조깅 따위의 비교적 격한 운동도 할 수가 있는 것이다. 또한, 정신적인 의미의 지속성, 안정성 등도 ATP의 축적이 많을수록 커진다.

위의 과정으로 미루어 다음과 같은 결론을 얻을 수 있다.

---

10) 1963년에 노벨의학상을 받은 크렙스가 발견했다(에너지 발생의 회로).

[그림5] 에너지 발생과 저장의 구조

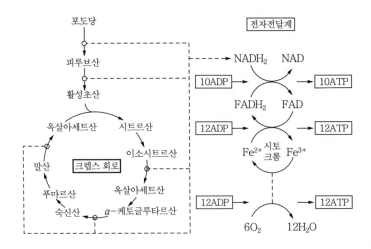

크렙스 회로에서는 시트르산의 화학 반응에 의해 에너지가 만들어지고, 전자 전달계에서 ATP로 바뀌어 축적된다.

[그림6] ATP의 구조

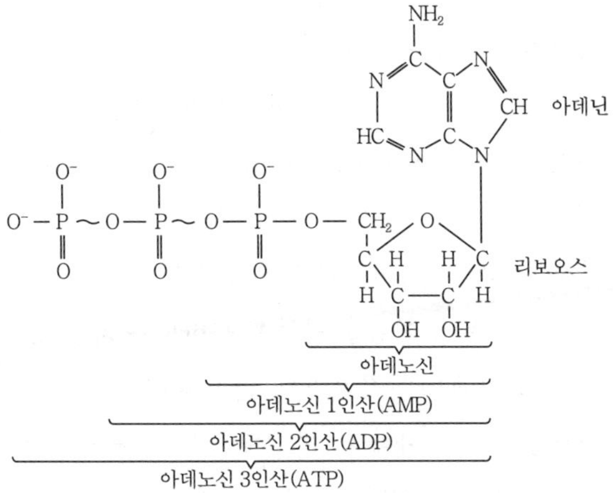

ATP에서 인산의 결합이 분해되어 ADP→AMP로 될 때마다 에너지가 발생한다.

ATP를 만들어 내기 위한 재료와 에너지를 충분히 공급할수록 에너지의 축적은 더욱 많아지며, 이러한 에너지의 축적이 많을수록 심장이나 근육의 움직임이 강해져서 온몸에 활력이 넘칠 것이고, 정신적으로도 안정되어 더 많은 의욕이 생기고 집중력도 높아진다. 물론 ATP를 만들어 내는 재료는 다름 아닌 '고핵산 식품'이다.

이와는 반대로 ATP가 불필요하게 소모되고 있다면 어떻게 될까? 우선 몸에는 아무런 이상이 없는데도 웬지 무기력하고 몸의 상태가 좋지 않게 된다.

그러면, 에너지를 소모시키는 물질은 무엇인가?

핵산에 관한 나의 연구와 미국에서의 저트립토판 식에 관한 논문에 의하면 두 가지 방법으로 에너지 연쇄가 손상된다는 것이 확인되었다.

하나는 크렙스 회로에 이어진 전자 전달계의 ATP에 에너지가 옮겨 갈 때 아미노산의 일종인 트립토판의 방해로 에너지가 전달되지 않는 것이다.

이렇게 되면 세포에서 만들어진 에너지는 전자 전달계에 축적되지 않고 불필요하게 소비되어 세포는 정상적인 기능을 할 수 없게 된다. 그리하여 세포의 기능이 저하되고 체력이 약해지며 내장의 부조화 현상이 나타난다. 이것은 고령자에게서 종종 일어나는 현상으로 병의 원인이 된다.

이를 예방하기 위해서는 어떻게 해야 할까?

먼저 트립토판이 유해 물질을 만들지 못하도록 하는 방법을 찾아내는 일이다. 유감스럽게도 아직 이 방법은 밝혀지지 않았다.

하지만 불가능한 것도 아니다. ATP를 만드는 데 필요한 더 많은 재료를 제공함으로써 전자 전달계를 활기차게 만드는 것이다. 즉, 고핵산 식품을 충분히 먹으면 된다.

에너지 연쇄가 손상되는 두 번째 이유는 효소에 이상이 생겨 크렙스 회로에 원료가 보내지지 않아 에너지 생산이 정지되어 버리는 경우이다.

그렇게 되면 세포의 힘은 당연히 영(0)이 된다. 에너지는 산소를 사용할 수 없는 단계에 머물러 있으므로 암이 생기는 원인이 되기도 한다.

그러나 이것도 고핵산 식이 요법으로 치료할 수 있다(뒤에 나오는 실제의 치료 예를 참조하기 바란다).

이상과 같이 풍부한 핵산을 음식물에서 얻는다면 세포에 축적되는 ATP의 양이 늘어나 에너지 연쇄는 활발해진다. 그리하여 늙고 잘 움직이지 않는 세포에 활력을 불어넣고 손상된 세포를 회복시켜 이제 막 생겨난 젊은 세포와 같은 기능을 되찾게 한다.

핵산이 세포에 에너지를 불어넣어 몸 전체를 젊게 한다는 것은 환자들을 통해 거듭 확인되었다.

고핵산 식이 요법의 효과 1

먼저 얼굴 표정부터 달라진다

:

고핵산 식이 요법은 핵산에 관한 이론에 기초하고 있다. 지금까지의 내용으로 미루어 핵산이 노화 방지에 얼마나 크게 관여하는지, 또 식생활이 어떻게 노화의 속도를 결정하는지 알았을 것이다.

오래 전 뉴욕에 진료소를 개업한 나는 그 동안 수천 명의 환자를 만나 왔다. 전문 진료 과목은 심장병이지만 진료소를 찾아오는 사람들은 여러 가지 병을 갖고 있었다.

고핵산 식이 요법으로 그들이 가진 각종 병을 고칠 수 있었고, 젊게 만들 수 있다는 것을 확인한 나는 더 적극적으로 이 식이 요법을 사용했다. 임상 정보가 모이고 연구가 진척됨에 따라 더 효과적인 식이 요법으로 발전하였다.

지금부터 소개하고자 하는 것은 고핵산 식이 요법을 실행한 수천 명의 환자 중 특히 눈부신 결과를 얻은 사람들의 실례이다.

흔히 처음 대면하는 상대방의 나이를 짐작하는 데 결정적인 근거가
되는 것은 얼굴과 표정이다.

나이가 들면 필연적으로 피부가 약해진다. 누구나 그 점을 인정하면
서도 매일 아침 보는 거울 속의 자신의 얼굴에 주름이 하나씩 느는 것
은 원하지 않을 것이다. 더 이상 늙지 않고 될 수 있으면 5년 전, 아니
10년 전의 모습으로 되돌아가고 싶을 것이다.

주름보다 더 강하게 나이를 대변하는 것은 기미이다. 처음에는 햇빛
때문에 검게 보인다고 느끼지만 어느새 갈색의 기미가 뚜렷해진다. 눈
주위와 **뺨**, 턱에 많지만 어깨, 가슴, 팔에 생기는 기미도 적지 않다.

특히, 어깨의 기미는 여름철에 해수욕이나 일광욕으로 검게 그을린
피부에 많이 생긴다. 20대에 종종 생기지만 10대라면 절대 생기지 않
는다. 그리고 보면 기미는 분명 피부의 노화 현상이다.

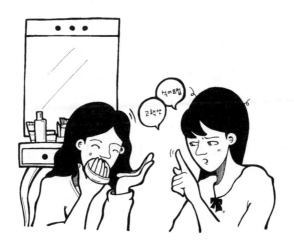

여성들은 20세가 넘으면 거의 대부분 화장을 한다. 좀더 아름다워지고 싶어서 하는 노력이겠지만 화장은 피부의 노화를 재촉한다.

사람의 피부는 폐호흡의 100분의 1 정도 호흡을 한다고 한다. 그러므로 크림이든 파우더든 얼굴에 바르는 화장품은 피부의 모공을 막아버려 결국 피부를 쇠약하게 만든다.

이 논리에 대해 화장품 회사는 반발할 것이다. 오히려 크림은 바깥공기와 먼지에 노출되어 있는 얼굴의 피부를 보호하여 거칠어지지 않게 한다고 주장한다.

그러나 20세를 넘게 되면 이미 피부는 크림의 힘을 빌리지 않으면 거칠어진 피부를 지킬 수 없을 정도로 약해진 후이다. 크림을 바름으로써 일시적인 피부 보호는 가능하지만, 근본적으로는 노화가 촉진될 뿐이다.

아직 10대라면 화장품을 바르지 않더라도 어떤 여성이나 충분히 아름답다. 항상 싱싱하고 뭔가 기대하는 것처럼 홍조빛을 띤다. 그것이 건강한 피부이다.

화장품을 변호하는 사람들은 영양 크림이 피부에 필요한 영양을 공급해 젊어지게 한다고 말할지 모른다.

그러나 이것은 억지에 불과하다. 피부 안쪽이 아니라 바깥으로부터 얼마나 많은 영양을 흡수할 수 있겠는가? 오히려 바깥에서 흡수하는 영양보다 모공을 막는 피해가 더 크다는 사실을 알아야 한다.

피부에 영양을 충분히 공급하면 피부가 아름다울 뿐만 아니라, 늘 젊음을 유지할 수 있다. 이를 위해서는 고핵산 식품의 섭취가 필수적이다. 결국 피부의 젊음은 자신의 식생활에 달려 있다.

고핵산 식이 요법은 그 효과가 먼저 얼굴에 나타난다. 어느덧 중년에 이른 사람이라도 이마의 주름이 펴지며, 긴장을 잃고 늘어진 뺨의 피부 또한 탄력을 되찾아 윤기가 날 것이다.

이 같은 현상은 고핵산 식이 요법을 시작한 이후 1~2개월 사이에 나타난다.

또 콧방울과 입가에 생긴 깊은 주름은 훨씬 희미해지고 눈꼬리의 주름은 줄어들어 얼굴 전체가 생기를 띠기 시작한다. 기미도 차츰 옅어진다.

몇 개월만에 당신은 10년 전에 찍은 사진 속의 모습보다 더 젊어 보일 수도 있다. 젊은 사람이라면 그 젊음을 언제까지나 지속할 수 있을 것이며 체력도 좋아질 것이다.

● 사례 보고서 1

[사례 1]

29세의 직장 여성. 독신으로 그다지 나이 들어 보이지는 않지만 화장을 해야 한다는 것을 깨달았다. 눈 주위에 주름이 점차 늘고 밤 늦게 자면 피부가 곧 거칠어졌기 때문이다.

식사에도 신경을 쓴 그녀는 육류와 곡류를 피하고 야채 중심의 다이어트를 했다. 그 결과 살이 찌지는 않았지만 피부는 항상 건조하고 생기가 없었다.

나는 그녀에게 일주일에 4일은 고핵산 식이 요법을 실시하고 매일 비타민 A와 E를 먹도록 조언했다. 그 결과 압도적으로 부족했던 핵산이 보충되었고, 비타민 A와 E의 섭취로 신진대사가 활발해졌다.

2개월 뒤 그녀는 화장을 하지 않아도 주름을 볼 수 없었고 피부는 윤기를 띠었다. 이후 그녀는 화장품을 전혀 쓰지 않았다.

[사례 2]

여름철 지나친 일광욕으로 검게 그을린 등에 가을로 접어들면서 옅은 기미가 보이기 시작한 20세의 여대생. 기미는 겨울이 되어도 없어지지 않고 더욱더 진해졌다.

그녀는 주로 가벼운 햄버거와 인스턴트 식품을 먹고 있었다. 그것들은 몸의 노화를 재촉하는 식품이었다.

가공 식품을 일절 못 먹게 하고 고핵산 식품을 야채와 섞어 먹거나 비타민 E를 매일 먹게 했다. 3개월이 되자 등의 기미는 거의 눈에 띄지 않게 되었다. 뿐만 아니라 발에 생긴 굳은 살까지 없어졌다.

고핵산 식이 요법의 효과 2
여드름이 깨끗이 없어진다
⋮

10 대에서 20대에 걸쳐 이른바 사춘기 때 여드름 때문에 고민
하지 않았던 사람은 거의 없을 것이다.

여드름은 얼굴이나 콧잔등에 좁쌀 같은 것이 나서 매끄럽고 아름다
웠던 피부를 달 표면의 분화구처럼 거칠게 만든다. 많은 사람들은 여
드름에는 효과적인 치료 방법이 없다고 여겨 그저 심각한 후유증 없이
지나가기만을 기대한다.

고핵산 식이 요법은 노화되어 건조해진 피부에 습기를 되찾아 준다.
뿐만 아니라 젊은 사람의 지방성 피부에서 지방을 제거해 그들의 심각
한 고민 중의 하나인 여드름을 깨끗이 없애 주기까지 한다.

여드름은 결코 '청춘의 심벌'이 아니다. 여드름은 지방의 분비를 재
촉하는 호르몬이 활발히 작용하는 시기에 필요 이상의 지방이나 당류
를 많이 섭취해서 일어나는 피부 부작용이다.

예를 들면 10대에서 20대에 걸쳐 육식이나 간식(사탕이나 초콜릿, 주스, 콜라 등) 위주로 식생활 패턴이 바뀌면서 얼굴 피부가 지방성으로 바뀐다. 거기에 세균이 번식하여 얼굴에 여드름이 생기는 것이다.

요컨대 여드름은 잘못된 식생활 때문에 생긴다. 여드름으로 고민하는 젊은이는 '현대적인' 식생활의 희생자이다.

젊은이뿐만 아니다. 심지어 30대, 40대인 사람도 이따금 여드름이 난다. 특히 여성의 경우 생리 기간에는 호르몬의 분비가 변화하므로 여드름이 나기도 한다. 그들 역시 식생활을 개선해야 한다.

보통 알고 있는 것처럼 지방이나 당류를 필요 이상으로 섭취하지 않는 것도 물론 중요하다. 그러나 동시에 핵산이 풍부히 함유된 식사를 해야 한다. 핵산은 지방의 과잉 분비라는 일종의 대사 이상 상태를 정상적인 상태로 되돌려놓기 때문이다.

여드름은 단순한 피부 표면의 이상인 것 같지만, 실제로는 몸 깊은 곳에서 보내는 적신호이다. 영양의 균형이 무너진 증거이다.

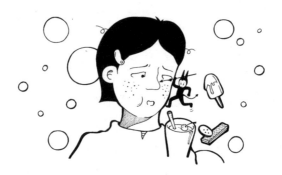

● 사례 보고서 2

[사례 1]

19세에서 30세까지의 여드름 환자 14명의 치료를 하게 되었다.

나는 그들에게 고핵산 식품을 먹게 하는 동시에 육류, 단 음식, 청량 음료를 삼가라고 조언하였다. 단, 얼굴을 씻는 데 대해서는 아무런 지시도 하지 않았다.

2개월 뒤 14명 모두에게서 눈에 띄는 효과를 볼 수 있었다. 4개월 뒤 전원의 얼굴에서 여드름이 완전히 사라졌을 뿐 아니라 과거 여드름 흔적까지 눈에 띄지 않게 되었다.

그 중 6명의 여성은 생리 때 여드름이 났다고 불평했지만 그 기간 동안 고핵산 식품만을 먹도록 해서 문제를 해결하였다.

[사례 2]

내 친구이자 저널리스트인 필립 미유 씨가 여성지 『코스모폴리탄』에 고핵산 식이 요법을 '젊은이의 식이 요법'으로 소개했다. 이 기사를 읽은 여성으로부터 다음과 같은 편지가 왔다.

'나는 지난 11년간 여드름 때문에 무척이나 골머리를 앓았습니다. 그 사이에 7명의 의사를 찾아갔지만 너무나 심한 내 여드름 치료에는 아무런 도움이 되지 못하였습니다. 그러다가 『코스모폴리탄』에서 '젊은이의 식이 요법'이란 기사를 읽었습니다. 본 식이 요법을 실시한 뒤 비로소 내 얼굴에 변화가 일어났습니다. 놀랍게도 이제는 여드름이 거의 없어졌습니다. 정말 정말 고맙습니다.'

고핵산 식이 요법의 효과 3

탈모, 백발이 거짓말처럼 치료된다

:

"**이**마가 조금씩 벗겨진다."
"정수리의 머리가 빠지기 시작한다."
"두꺼웠던 머리카락이 갑자기 가늘어진다."

이것은 두발이 노화하고 있다는 분명한 증거이다.

피부가 약해지는 데는 별로 신경쓰지 않는 남성도 머리카락이 빠지는 데는 무관심할 수 없다. 갑자기 나타난 노화의 징후를 끔찍하게 생각한다. 남성의 나이는 피부에 새겨진 주름으로 짐작하기보다 머리숱의 상태로 판단하기 때문이다.

사실 남성들의 경우 머리숱이 적어지거나 이마가 벗겨지면 아주 늙어 보인다. 그래서 조금이라도 머리숱이 적어진 듯하면 몹시 마음에 걸려한다. 다른 사람이 보면 전혀 신경쓰지 않는 것같이 보여도 본인에게는 중대한 문제인 것이다.

두발의 상태는 사람에 따라 개인차가 크다. 이르면 20대 후반에서 30대에 이마가 벗겨지기 시작하는 사람이 있는 반면 5, 60대가 되어도 청년처럼 풍부한 머리숱을 자랑하는 사람도 있다.

왜 그럴까?

보통 머리카락은 하루에 0.3~0.4mm씩 자란다. 젊은 사람의 경우 머리카락의 수는 10만 개 정도이므로 하루에 30~40m나 자라는 셈이다.

이렇게 성장이 빠른 것은 두발의 뿌리에 해당하는 부분이 굉장한 기세로 세포 분열을 하고 있기 때문이다. 사람의 몸에서 이렇게 왕성하게 증식하는 조직은 없다. 그런 만큼 머리카락에는 매일 풍부한 영양이 필요하다.

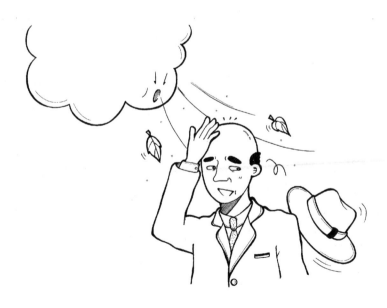

몸의 영양 상태가 나빠지면 제일 먼저 두발의 손상이 눈에 띈다. 영양 실조가 되면 으레 탈모 현상이 나타난다.

자세한 원인은 알려지지 않았지만 호르몬의 분비 이상, 스트레스의 축적 등으로 탈모가 심해진다거나 백발이 된다고 한다.

어쨌든 머리카락을 자라게 하는 세포의 분열이 정지되어 버리는 것이 탈모의 첫 번째 원인이다. 고핵산 식이 요법은 이러한 머리카락의 변화에 대해 아주 효과적인 치료법이다.

핵산은 세포의 분열을 지배한다. 따라서 성장을 멈춰 버린 세포를 위해 더 많은 핵산을 섭취할 필요가 있다. 받아들인 핵산이 약해진 세포를 활발하게 만들어 다시 머리카락을 자라게 하기 때문이다.

여성들의 경우 이마가 벗겨지는 일은 거의 없지만 나이를 먹으면 머리숱이 적어진다는 것은 부정할 수 없다.

윤기가 나고 풍부하던 머리카락이 점차 변질되어 버린다. 젊어서는 미용실에서 중간중간 머리숱을 쳐낼 정도로 많았지만 점차 볼품 없어진 머리를 커트나 퍼머로 모양을 내거나 심하면 가발을 쓰기도 한다.

보통 머리카락이 빠져 숱이 적어진 경우보다 굵었던 머리카락이 가늘고 약하게 변질된 경우가 대부분이다. 이런 사람에게도 핵산 식이 요법은 효과를 발휘한다. 가늘고 푸석푸석해진 머리카락을 촉촉하고 윤기 있게 만들 수 있다.

대부분의 피부과 의사는 노화에 의한 대머리는 절대 치료할 수 없다고 말한다. 그래서 이마가 벗겨지기 시작한 사람들은 머리카락이 다시 날 것이라고는 생각하지 않는다.

그러나 이것은 사실이 아니다. 고핵산 식이 요법을 지키면 반드시 효과를 볼 수 있다.

● 사례 보고서 3

[사례 1]

최근 1년 사이 갑자기 이마가 벗겨지고 정수리가 허옇게 드러나 걱정이
된 28세의 남성은 매일같이 머리를 감고 공들여 마사지를 했다. 그러나 전
혀 효과를 볼 수 없었다. 육식이 좋지 않다고 해서 야채 중심의 식사를 하
고, 두발에 좋다는 해조류도 많이 먹었다. 하지만 머리카락은 계속 빠질
뿐이었다.

나는 그에게 고핵산 식품을 식사 때마다 먹도록 조언하였다. 반년 뒤 더
이상 머리카락이 빠지지 않았고 이마도 벗겨지지 않았다. 머리카락의 성
장이 빨라졌거나 머리카락이 늘어난 탓이라고 말할 정도였다.

[사례 2]

머리를 빗을 때마다 이상하게 머리카락이 많이 빠지는 45세의 여성은
머리카락이 예전의 3분의 1 정도로 빠져 버려 밖에 나갈 때는 가발을 써야
했다. 그녀의 어머니도 그 나이대에 머리숱이 적어졌기 때문에 아마 유전
일 것이라고 생각하여 치료를 단념하였다.

감기 때문에 나를 찾아왔지만 내가 권한 고핵산식을 먹고부터 다시 머
리숱이 많아지기 시작했다. 1년이 지난 뒤 그녀의 머리카락은 10년 전과
같을 정도로 양이 늘었을 뿐만 아니라 굵어지고 색도 짙어졌다.

강한 저항력이 감기를 잊게 한다

∶

젊음은 얼굴이나 피부, 머리카락으로만 알 수 있는 것이 아니다. 병을 물리치는 건강한 체력도 젊음의 증거이다.

예를 들면 감기가 그렇다. 매년 겨울이나 환절기 때마다 노인들은 저항력이 약하기 때문에 쉽게 감기에 걸린다. 게다가 폐렴이나 다른 중대한 병을 불러일으키기도 한다.

흔히 '감기는 만병의 근원'이라고 하는데, 저항력이 없어진 신체에는 두말할 필요 없다.

반대로 젊은 사람은 여간해서는 감기에 걸리지 않고 걸려도 금방 낫는다. 감기에 걸렸다고 그 때마다 자리에 눕는 사람은 별로 없다.

만약 젊은 데도 겨울이면 네다섯 차례나 감기에 걸리고, 한번 걸렸다 하면 좀처럼 낫지 않는 사람이 있다면 저항력이 극도로 쇠약해진 증거이다. 이미 몸의 내부에서 노화가 시작되고 있는 것이다.

아이러니하게도 의학이 고도로 발달한 오늘날 많은 약이 개발되었음에도 불구하고 감기를 낫게 하는 약은 아직 만들지 못하고 있다.

감기에 걸렸을 때 의사나 약사가 처방하는 '감기약'은 어디까지나 일시적으로 열을 내린다거나 두통이나 요통을 가라앉히고 기침과 재채기를 줄일 뿐이다.

감기의 원인은 여러 가지 바이러스로, 바이러스를 죽인다거나 활동을 완전히 억제하는 효과의 약은 없다.

그러면 감기는 어떻게 나을 수 있을까?

사람이 가진 자연 치유력이 작용하여야 나을 수 있다.

노인이 되면 자연 치유력이 약해지기 때문에 감기가 잘 낫지 않고, 또한 폐렴이나 기관지염에 걸리기도 쉽다.

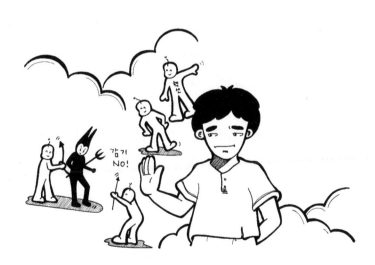

라이너스 폴링 박사는 사람이 본래 가진 치유력을 증진시킴으로써 감기에 잘 걸리지 않는 몸을 만들고, 일단 감기에 걸리면 놀랄 만큼 빨리, 또 완전히 치료하는 방법은 비타민 C의 대량 투여라고 주장한 바 있다. 그는 실제로 감기에 걸린 환자를 대상으로 실험하여 효과를 확인했다.

마찬가지로 나는 핵산을 사용하여 감기 환자를 짧은 기간 내에 치료한 경험이 있다. 비타민 C가 아니라 '핵산 진액(엑기스)'이었다.

감기에 걸린 환자에게 일반적으로 처방하는 약 대신 이 진액을 많이 마시게 하자 감기는 6~8시간 뒤에 치료되었다. 핵산 진액 이외에 다른 약은 투여하지 않았다. 나는 이 실험을 수십 명의 환자에게 되풀이했다. 결과는 모두 만족스러웠다.

핵산은 감기의 바이러스를 죽이지는 못하지만 세포에 활력을 주어 바이러스에 대한 저항력을 높인다. 그러므로 감기뿐만 아니라 다른 감염 증세에 대해서도 유효하다.

핵산 진액 외에 고핵산 식품을 먹는 것도 감기 치료에 효과가 있다. 다만, 핵산 진액을 사용했을 때만큼 빠른 결과를 얻지 못한다. 효과가 나타나기까지 적어도 2, 3일은 기다려야 한다. 그러나 일시적인 해열제 등을 사용하는 것보다 안전하고 근본적인 치료법이다.

따라서 평소 고핵산 식품을 먹고 있다면 감기에 걸리지 않을 뿐 아니라, 건강하고 튼튼한 몸이 될 것이다.

● 사례 보고서 4

[사례 1]

전에는 그런 적이 없었는데 1년 전부터 감기로 자리에 눕는 일이 많아진 40세의 남성은 정밀 검사를 받아 보았지만 별 문제가 없었다.

특별한 원인이 없는데 감기에 쉽게 걸리는 것은 노화와 함께 몸의 저항력이 저하되었기 때문이다. 그는 주로 밖에서 식사를 하였는데 아침과 저녁은 될 수 있는 한 집에서 고핵산 식품을 먹도록 했다.

그 뒤로는 감기에 걸려도 곧 나았고, 자리에 드러눕는 일도 드물었다.

[사례 2]

어려서부터 몸이 약했고, 어른이 되고 나서도 조금만 무리하면 열이 나는 증세를 가진 23세의 여성은 음식을 많이 가렸다. 고기는 물론 생선도 먹지 않고 야채와 빵만 먹었다. 따라서 핵산을 거의 섭취하지 못하였고, 단백질도 크게 부족한 상태였다.

고핵산 식품 중에서 몇 가지를 그녀의 식단 메뉴에 넣도록 조언했다.

아침과 저녁 식사 때마다 고핵산 식품을 이용하기를 3개월 뒤, 그녀는 몰라보게 건강해졌고 열도 좀처럼 나지 않게 되었다. 얼마간 무리를 하더라도 끄덕없게 된 것이다.

고핵산 식이 요법의 효과 5
호흡 기능의 촉진으로 체력이 강화된다
·
·
·

당신의 실제 체력이 여전히 20대처럼 젊은지의 여부를 시험하는 데 측정자나 특별한 기구는 필요치 않다.

역이나 건물의 계단을 한 단씩 건너뛰어 오를 수 있는가를 시험해 보면 된다. 그렇게 두 층 정도의 계단을 올라도 숨이 차지 않는다면 아직 젊다는 증거이다.

반대로 거친 숨을 몰아쉬고 몸을 잘 가누지 못하는 상태라면 당신의 체력은 40대 혹은 50대 정도로 생각하면 된다.

병도 없고 정말 건강하다고 생각하는 사람도 20대에서 30대, 40대로 올라갈수록 폐의 기능은 누구나 저하된다. 따라서 계단을 오른다거나 잰 걸음으로 길을 걷고 길거리에서 누군가를 불러세우기 위해 큰소리를 지르는 일이 점차 힘들어진다.

특히 살이 찐 사람이라면 걷는 일조차 중노동이다. 그들은 계단을 천천히 오르면서도 크게 숨을 들이쉬어야 한다.

나이가 들어감에 따라 해마다 약해지는 호흡 기능을 더욱 악화시키는 것이 흡연이다. 흡연의 해로움이 낱낱이 밝혀졌음에도 불구하고 애연가들은 모르는 체하고 있다.

또 의사들은 담배가 폐와 심장을 약하게 해 많은 병의 원인이 된다는 것을 알고 있지만, 보통 사람들은 그다지 심각하게 여기지 않는다.

흡연은 섭취한 영양분을 파괴할 뿐만 아니라, 파괴되지 않는 영양분이 몸 속에서 제 기능을 하지 못하도록 방해한다. 그래서 담배를 피우는 사람은 피우지 않는 사람에 비해 머리 회전이 늦고 동작도 민첩하지 못하다. 이것은 나이를 먹을수록 더욱더 심해진다.

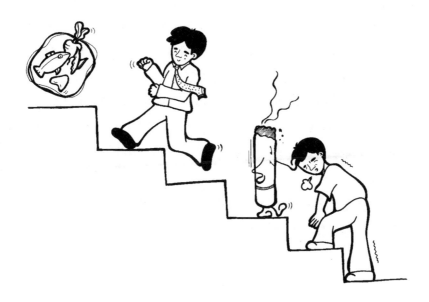

나이나 흡연 등의 원인으로 폐의 기능이 저하되면 호흡하기가 힘들어질 뿐만 아니라, 몸 속의 세포 또한 산소 부족 현상을 겪게 된다.

세포는 에너지를 만들 때 산소를 필요로 하는데 산소가 충분히 전달되지 않으면 에너지가 감퇴되어 버린다. 그리하여 세포의 활동이 약해져 더욱 노화를 재촉하는 악순환이 되풀이되는 것이다.

그러나 핵산을 많이 섭취하면 비교적 적은 산소로도 세포는 충분히 활발한 활동을 할 수 있다. 즉, 핵산 요법은 호흡 기능을 직접 회복시키는 것은 아니지만 호흡한 산소를 더 효과적으로 이용할 수 있게 한다.

이 사실은 다음과 같은 실험에서도 증명되었다.

14마리의 쥐를 이용한 이 실험에서는 7마리의 쥐는 고핵산식으로 사육하고 나머지 7마리는 일반 사료로 사육하였다. 그 후 14마리의 쥐를 14개의 유리병 속에 각각 1마리씩 넣고 밀폐하여 그들이 살아 있는 시간을 측정했다.

핵산으로 사육한 쥐는 일반 사료로 사육한 쥐보다 48퍼센트나 오래 살아 남았다. 살아 있는 동안에도 그들은 활발하게 움직였다. 심지어 핵산 그룹 중 움직임이 둔한 쥐가 한 마리 있었는데, 그 쥐도 핵산을 주지 않았던 쥐보다 2배나 더 살았다.

진화론자 찰스 다윈(Charles Darwin : 1809~1882)은 핵산과 관련된 매우 흥미로운 보고를 한 바 있다. 미국의 인디언은 공기가 희박한 산악 지대를 여행할 때 고산병에 걸리지 않기 위해 양파를 먹었다고 한다.

왜냐하면, 양파에는 핵산이 풍부하여 적은 양의 산소로도 효과적인 호흡을 할 수 있었기 때문이다.

● 사례 보고서 5

[사례 1]

37세인 그녀는 조금 뚱뚱한 탓인지 4층에 있는 우리 집에 올 때면 늘 숨이 차서 층계마다 쉬었다. 일상에서 계단을 오르내려야 한다는 사실을 생각하면 정말 귀찮다고 투덜거렸다. 스스로 칼로리를 줄여 감량을 시도한 결과 몸무게는 조금 줄었으나, 호흡이 가쁜 것은 여전하였다. 호흡 기능 자체가 약해진 것이다.

그녀에게 고기와 육류 중심의 식생활에서 벗어나 고핵산 식품을 풍부히 먹도록 지시하고 나서는 호흡이 아주 편해졌다. 3개월 뒤 계단을 뛰어 올라도 숨이 차지 않았고, 움직임도 활발해졌다. 또 체중 감량에도 성공했다.

[사례 2]

40세가 되고 나서 골프를 시작한 그는 코스를 돌면 숨이 차 견디기 어려웠다. 물론 골프를 제대로 즐길 수 없었다. 걸음걸이도 늦어 동료들에게 미안할 정도였다. 달리기로 몸을 단련시키고자 했지만 숨이 차서 계속할 수 없었다.

1주일에 4회 정도 핵산 식이 요법을 실시하였다. 그 결과 달리기도 계속할 수 있게 되었고, 골프도 즐길 수 있었다.

고핵산 식이 요법의 효과 6
혈액 속의 콜레스테롤이 줄어든다

:

혈액 속의 콜레스테롤이 혈관에 쌓이면 혈관의 벽이 두꺼워지고 굳어진다. 이것이 동맥경화인데 그냥 두면 혈액 순환이 원활하지 않아 심장이나 뇌에 중대한 장애를 가져온다. 협심증, 심근경색증, 뇌졸중, 뇌동맥류 등이 그 예이다.

혈액 속의 콜레스테롤을 줄이기 위해서는 포화 지방산이 많은 식품을 피해야 한다. 포화 지방산이란 동물성 지방이다.

반면 불포화 지방산은 식물성 기름에 많이 포함되어 있는데, 그 중 리놀산은 콜레스테롤 수치를 낮추는 작용을 한다.

물론 콜레스테롤 수치를 줄이기 위해 지방이 적은 식품을 먹는 것은 어느 정도 효과가 있다. 그러나 그것만으로는 충분하지 않다.

보다 완전한 방법으로는 고핵산 식이 요법을 실천하는 것이다. 왜냐하면 핵산은 혈액 속의 콜레스테롤 수치를 크게 낮추는 역할을 하기 때문이다. 어떻게 핵산이 콜레스테롤의 수치를 낮추는 것일까?

결론적으로 말하면 이소프린이라는 물질이 핵산의 작용에만 소비되도록 하는 것이다.

핵산은 세포의 움직임을 활발하게 하여 에너지를 증대시키고, 그 에너지를 저장하는 ATP(아데노신 3인산)라는 물질을 만드는데, 이 ATP가 움직일 때 필요한 것이 이소프린이다. 한편, 이소프린은 지방산이 콜레스테롤로 바뀔 때도 필요한 물질이다.

따라서, 이소프린을 좋은 방향, 즉 핵산을 위해 다 써 버리면 자연히 콜레스테롤은 생성될 수가 없다. 이렇게 함으로써 핵산이 콜레스테롤의 수치를 줄이게 된다.

동맥경화증 환자에게 핵산은 두 가지 의미에서 중요하다. 하나는 혈액 속의 콜레스테롤 수치를 낮추는 작용 때문이고, 또 하나는 심장이나 뇌세포가 지금까지와 같은 산소량으로도 왕성하게 활동할 수 있게 해 주기 때문이다.

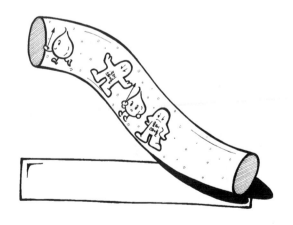

● 사례 보고서 6

[사례 1]

건강 진단에서 콜레스테롤 수치가 320 mg/dl (정상치 : 150~250 mg/dl)나 되어 고콜레스테롤 혈증으로 진단된 38세의 남성은 몸을 더 이상 악화시키지 않기 위해 스스로 식이 요법을 시도했다.

콜레스테롤 수치를 높이는 동물성 지방이 함유된 육류는 전혀 먹지 않았음에도 불구하고 콜레스테롤 수치는 300 mg/dl 이하로 떨어지지 않았다. 동물성 지방이 원인이 아니라 체질에 의한 본태성 고콜레스테롤 혈증이었던 것이다.

핵산도 많고 콜레스테롤 수치도 떨어지는 리놀산이 함유된 식품을 하루 1회 이상 먹도록 하였다. 2개월 뒤 콜레스테롤 수치가 230 mg/dl 까지 낮아졌다.

[사례 2]

콜레스테롤 수치가 높은데도 그냥 내버려 두어 동맥경화증이 된 47세의 여성은 전신 증상을 호소하였다. 건망증이 심해진 그녀는 피부가 창백하게 질리고 다리가 후들후들 떨리는 등 통증까지 있었다.

두꺼워진 혈관을 지나는 혈액의 양이 줄어 몸의 각 세포에 충분한 산소가 전달되지 않았기 때문이다.

고핵산식을 먹고 2개월이 지나자 혈색이 좋아졌고 기억력도 정상으로 돌아왔다. 다리가 후들후들 떨리는 증상도 없어졌고, 통증도 완전히 가셨다.

세포의 움직임이 활발해져 추위를 느끼지 않는다

⋮

당신은 한겨울에도 외투를 입지 않고 외출할 수 있는가? 아니면 외투뿐 아니라 꼭 내복을 입어야만 할 정도로 추위를 타는가?

한겨울에도 아이들이 옷을 별로 입지 않고 밖에서 뛰어노는 것을 보면 알 수 있듯이 추위를 잘 타지 않는 것은 젊다는 증거이다.

반대로 다른 사람의 배 이상으로 추위를 타는 사람은 이미 몸이 노화되었음을 의미한다.

여성에게 흔한 질병인 냉병도 노화의 일종이다.

젊은 사람의 몸은 세포의 움직임이 활발하기 때문에 추위에 대항할 만한 충분한 열을 발산하지만, 나이가 들어 세포가 약해지면 적은 열밖에 내지 못한다.

남극에 가까운 남미 대륙의 남단 티에라 델 페고 해안의 원주민은 살을 에는 듯한 차가운 바람이 부는데도 거의 벌거벗고 산다.

물론 그들은 애초부터 벌거벗고 살아온 것에 익숙해져 있겠지만 그 이상의 중요한 이유가 있다. 그들이 섭취하는 것은 주로 고핵산 식품이다. 그들의 식사에 포함된 풍부한 핵산이 세포에 영양을 주어 움직임을 더 활발히 하기 때문에 몸이 따뜻한 것이다.

굳이 한겨울에 벌거벗고 뛰어다닐 필요는 없지만, 고핵산 식이 요법이 그만큼 중요하다는 사실을 알아야 한다.

즉, 겨울에는 난방이 잘 되는 따뜻한 집에 살며 충분히 추위를 피할 만큼의 옷을 입기 때문에 티에라 델 페고 주민과 같은 체질이 요구되지는 않지만, 안정된 체온을 유지하는 일은 중요하다.

우리 몸은 찬 공기를 쐬면 체온이 급격히 떨어져 감기나 폐렴 등의 질병에 걸리기 쉽다. 몸은 민첩성이 없어져 반응 시간이 길며 쉽게 피로를 느낀다.

또 추운 겨울에 수영을 하게 되면 지치기 쉽고 쥐가 잘 난다. 몸이 얼어 버린 상태에서 스키나 오토바이를 타면 순간적인 판단력을 잃어 사고도 잘 난다.

고핵산 식이 요법은 이러한 위험을 덜어 준다. 직접 체험한 바에 의하면, 추운 겨울 만찬회에서 한 여성이 외투를 입는 것을 거들어 준 나는 외투를 들고 바람이 휘몰아치는 길모퉁이로 나왔다. 택시를 기다리는 동안 외투를 입지 않았지만 전혀 춥지 않았다.

다음 날 진찰 중인 내게 진료실이 춥다고 한 환자가 불평했다.

나는 추위에 민감한 편인데 그때는 아주 쾌적했다. 나와 마찬가지로 환자의 체온도 정상이었다. 단, 나는 평소 핵산을 충분히 섭취하고 있었을 뿐이다.

차이를 분명히 알기 위해 쥐를 두 그룹으로 나누어 실험을 하였다.

한 그룹의 쥐에게는 핵산을 공급하고, 다른 그룹에는 전혀 주지 않앗다. 난방이 되지 않는 겨울, 핵산을 공급한 그룹의 쥐는 각각 떨어져 잤지만, 핵산을 공급하지 않은 그룹의 쥐는 온기를 찾아 서로 몸을 포개고 잤다.

한편, 실내 온도를 42~45도로 올려 보았다. 핵산을 공급한 그룹의 쥐는 무난히 살아 남았지만, 핵산을 공급하지 않은 그룹의 쥐는 8마리 중 3마리가 죽었다.

이 실험으로 알 수 있듯이 핵산은 극단적인 추위에도 견딜 수 있게 하는 동시에 더위에도 잘 견디게 한다.

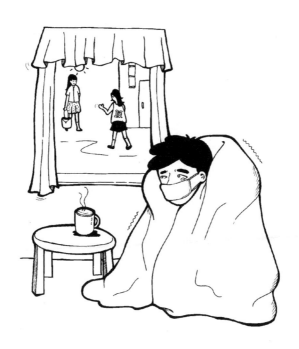

● 사례 보고서 7

[사례 1]

냉증을 앓는 26세의 여성은 겨울이 되면 얼음물에 들어가 앉은 것처럼 허리 아랫부분이 저리고 아프다고 했다. 그녀는 여름에도 속옷을 껴입고 지내다가 호르몬 요법을 시도하였으나 별 효과를 얻지 못했다.

고핵산 식품을 먹고 3개월이 지나자 11월에도 그녀는 코트를 입지 않게 되었다. 냉증도 아주 가벼워졌다. 그 해 겨울 매년 입었던 무거운 외투를 옷장 깊숙이 넣어두고 가벼운 외투로 쾌적하게 지냈다.

[사례 2]

43세의 남성으로 몹시 추위를 타는 당뇨병 환자인 그는 겨울이면 방마다 난방을 하고 가운을 두 개나 겹쳐 입어야 했다. 그에게 겨울은 정말 혹독했다.

고핵산 식품을 먹은 뒤로는 셔츠만 입고서도 덥다고 느낄 정도였다.

병의 근본 원인을 제거한다

우리는 머리가 아프면 진통제를 먹는다. 열이 있으면 해열제를 먹는다. 속이 쓰리면 위장약을 먹는다. 약을 먹으면 확실히 불쾌한 증상이 사라진다.

그러나 약은 일시적인 증상을 없앨 뿐 근본적으로 병의 원인을 치료하는 것은 아니다. 임시 방편일 뿐이다.

예를 들어, 당뇨병은 췌장에서 인슐린[11]이 많이 만들어지지 않아 생기는 질병인데, 이에 대한 의학적인 치료법은 부족한 인슐린을 보충하거나 대량의 인슐린을 소비하는 혈액 속의 당분, 즉 혈당량을 떨어뜨리는 것이다.

하지만 이는 당뇨병의 증상을 일시적으로 누그러뜨릴 뿐이다.

---

11) 췌장에서 분비되는 호르몬으로, 혈액 중의 당분을 조절하는 작용을 한다.

보다 근본적인 치료 방법은 췌장의 기능을 정상으로 만들어 다시 인슐린을 활발히 생산하도록 하는 데 있다.

고핵산 식이 요법에서는 사람의 몸을 기계와 같은 무생물로 보지 않고 살아 있는 생명체로 본다. 제각기 분리된 부분들이 서로 밀접한 관련을 가지고 활동하는 하나의 기계인 것이다.

따지고 보면 지금까지는 전혀 별개의 병이라고 믿었던 것들이 서로 밀접하게 관계되어 있음을 알 수 있다.

백내장과 심장병, 폐기종 등 얼핏 보아 아무 관계가 없어 보이는 병도 근본적으로는 공통된 하나의 원인에서 비롯된다. 즉, 나이를 먹으면서 몸의 핵산 제조 능력이 저하되어 각각의 세포가 쇠약해져 발생한다.

나이를 먹으면 누구나 근육의 쇠퇴, 심장병, 천식, 당뇨병, 관절염, 백내장 등의 성인병을 앓게 된다.

현대 의학에서는 몸을 절개하거나 부작용의 위험이 있는 독한 약을 사용하여 각각의 병을 따로따로 치료하려고 한다.

병이 심각할수록 엄격히 의사의 처방전에 따라 약을 사용해야 한다. 부작용의 우려가 있기 때문에 처방도 없이 시판하는 약을 가볍게 먹어서는 안된다. 만약 약이 우유처럼 안전하다면 처방전은 전혀 필요 없을 것이다. 약은 병을 치료하는 동시에 건강을 해칠 수도 있다.

예를 들면, 당뇨병 자체는 내과의 한 분야이다. 치료를 위한 방법으로 혈당 강하제와 인슐린 주사, 식이 요법 등이 행해진다. 그런데 당뇨병으로 인해 종종 나타나는 합병증 중 백내장은 안과, 신경 마비는 신경과, 부스럼은 피부과에서 진료를 받는다. 따라서 환자는 병원 안을 이리저리 돌아다녀야 한다.

하지만 모두 근본적으로 같은 원인에서 비롯되었다고 할 수 있다.

그러므로 단 하나의 치료법으로 치료할 수 있다. 당뇨병과 그 합병증에만 해당되는 것이 아니다. 대부분의 성인병이 똑같다고 말할 수 있다.

고핵산 식이 요법은 매우 자연스러운 치료 방법이다. 즉, 몸이 거부 반응을 일으킬 정도로 강력한 약품을 사용하여 몸을 괴롭히는 대신 몸의 움직임을 활발히 하는 고핵산 식품을 섭취하여 무너진 균형을 회복함으로써 병을 치료한다.

핵산을 풍부히 지닌 식품은 어디서나 구할 수 있다. 약국이 전혀 없는 시골이라도 그곳 식료품점에는 핵산 식품들을 팔고 있을 것이다.

핵산 식품은 부작용이 없는 안전한 것이며, '약'으로 작용하는 동시에 영양이 가득한 식품이다.

거기다 약국의 약처럼 하나하나의 증상에만 효과가 있는 것이 아니라 우리가 알고 있는 거의 모든 병에 대해 유효하다. 즉, 좋은 음식이 바로 보약인 것이다.

체험자는 말한다 1

심장병에 대한 놀라운 효과

:

우리의 생명은 불확실한 것이다. 더욱이 심장에 병을 가지고 있는 사람만큼 생명의 불확실성을 절실하게 느끼는 사람은 없을 것이다. 당사자나 담당 의사는 물론 주변의 어느 누구도 치명적인 심장 발작이 언제 일어날지 전혀 예측할 수 없기 때문이다.

미국의 사인별 순위를 보면 심장병이 매년 최고이다. 2위인 암으로 죽는 사람의 2배에 가깝고, 뇌졸중이나 기타 사고로 인한 사망에 비해서는 압도적으로 앞선다.

또, 각 대륙의 사인별 순위를 살펴보면 북미와 유럽에서는 항상 심장병이 최고이다. 아시아 선진국에서도 매년 심장병 사망률이 높아지고 있음에 주의한다면 심장병의 원인은 '서구식' 식습관에서 비롯되었음이 확실하다.

의학자들의 연구에 따르면 불포화 지방산이 풍부한 식품, 즉 생선,

닭, 다른 고단백 식품이나 저지방 식품은 심장 발작의 예방에 유효하다고 한다. '저지방 식품'의 효과를 증명하는 연구 자료는 많이 있다.

그러나 이들 자료는 과학적이지 못하다. '저지방'에만 관심을 두었을 뿐 '고핵산'에는 눈을 돌리지 않았기 때문이다.

즉, 지방을 배제하는 것만 강조하여 좀더 풍부히 핵산을 취해야 한다는 점을 무시하고 있다. 앞에서도 말했듯이 핵산이 몸 속에서 에너지가 될 때, 콜레스테롤의 생성을 억제한다.

고도의 경험을 가진 연구자가 훌륭한 임상 설비를 갖추고 고핵산 식이 요법을 연구한다면 보다 확실하고 효과적인 결과가 탄생할 것이다.

이 사실을 증명하기 위해 나는 핵산 진액을 사용하여 임상 실험을 하였다. 핵산 진액이란 식품 속의 핵산만을 추출한 것으로, 일상적인 식생활을 하고 있는 심장병 환자에게 이 핵산 진액을 먹게 하였더니, 엄격한 식이 요법을 행하고 있는 사람과 똑같이 콜레스테롤 수치가 낮아졌다.

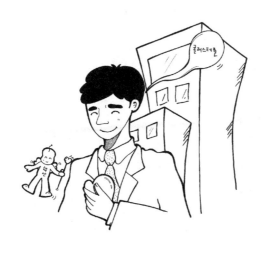

나는 이것을 50명의 환자에게 실험해 보았는데 모든 사람에게 유효했다. 그리고 핵산 진액을 많이 먹게 할수록 결과는 두드러졌다.

그러나 핵산 진액은 효과가 큰 만큼 주의하여 복용해야 한다. 왜냐하면 혈액 속의 요산치를 높여 통풍이나 신장 결석이 생길 우려가 있기 때문이다. 이것을 막기 위해서는 몇 가지 약이 필요하므로 의사의 처방이 꼭 필요하다.

핵산 진액에 비해 효과가 나타나기까지 다소 시간이 걸리지만 고핵산 식품도 마찬가지의 효과가 있다. 이것은 의사의 도움 없이 언제든 스스로 시작할 수 있다.

비록 심장병으로 약을 처방받고 있다 하더라도 고핵산 식이 요법을 시작한다고 해서 약의 복용을 중지해서는 안된다.

식이 요법을 시작하고 나서 2~4주 뒤 실제로 상태가 좋아졌다고 느낀다면 식이 요법의 효과를 의사에게 확인받은 다음 약의 처방을 좀 더 약한 것으로, 즉 몸에 해가 없는 것으로 바꾸어 치료받아야 한다.

● **치료 보고서 1**

[사례 1]

심장병 때문에 반 블록 이상 혼자 걷지 못하는 49세의 남성은 병원에서 약물 요법과 저지방 식품을 중심으로 한 식이 요법을 하고 있었다.

그러나 그의 증상은 점점 악화되기만 했다.

고핵산 식이 요법을 시작하고 나서 4주 뒤 성과가 나타났다. 거의 걷지 못하던 상태에서 조금씩 훈련을 병행했더니 2km 이상을 걸어도 심장에 전혀 통증을 느끼지 않게 되었다. 무리를 하더라도 심장의 통증이 가벼웠으며, 오래 계속되지는 않았다.

[사례 2]

83세인 남성으로 7년 전 처음 발작이 일어났고, 4년 뒤에는 겨우 반 블록을 걸어도 숨이 찼다. 밤에는 조금이라도 호흡을 편하게 하려고 베개를 서너 개씩 베고 잤다. 얼굴색이 나쁘고 다리가 부어 있었다.

먼저 하루에 100mg의 핵산과 비타민을 복용하게 하였다. 3주 뒤 얼마간의 진보가 있었지만 뚜렷하지는 않았다. 그래서 핵산을 일주일에 500mg으로 늘렸고, 혈액이 산성화되는 것을 막기 위해 알칼리성 물질을, 신장 결석을 예방하기 위해 마그네슘산화물의 복용을 병행했다. 그 이외의 약은 전혀 쓰지 않았다.

그리고 나서 2주 뒤, 그는 호흡 곤란을 일으키지 않고 15블록을 걸을 수 있게 되었다. 얼굴색은 좋아졌고 발의 부기도 빠졌다. 2개월 뒤에 심전도 검사를 해 보았더니 심장 기능이 놀랄 만큼 증진되어 있었다.

2개월 반이 지난 뒤 핵산의 공급을 3주간 정지했다. 그러자 숨이 차기 시작했지만 다시 핵산을 섭취하자 증상이 없어졌다.

6주만에 폐기종이 나은 남자

:

누구나 나이가 들면 젊었을 때보다 폐의 기능이 약해진다. 그래서 노인들은 숨이 차거나 이야기를 시작하기 전에 헛기침을 하고, 계단을 오를 때는 층계마다 숨을 쉬며 호흡을 가다듬는다. 나이 든 사람들의 '보통 증상'이다.

이러한 증상은 때로는 폐기종으로 발전하기도 한다.

폐기종이란 허파꽈리(폐포)의 힘이 약해져서 숨을 내쉴 때 이미 들어간 공기가 다 빠져 나오지 못하는, 즉 폐 속의 공기 공간의 크기가 비정상적으로 커지는 병이다. 좀더 병이 심해지면 커진 폐가 기관지를 압박해 호흡할 때마다 고통을 느끼게 된다.

만약 폐기종이 아닐까 의심스럽다면 다음과 같은 실험을 해 보라.

먼저 숨을 깊이 들이쉬고 아주 조금만 뱉어낸 뒤 다시 한 번 공기를 들이마셔 조금만 내쉬어라. 그런 다음 숨을 내쉬지 말고 세 번 작게 기침을 하라. 이때 통증과 피로가 겹치는 것을 느낀다면 폐기종이다.

또다른 방법으로 책을 읽고 있을 때, 위의 호흡법을 시험해 볼 수도 있다.

평소 폐기종에 걸리지 않았다고 생각한 사람이라도 이따금 비슷한 증상이 있었다고 말할 사람이 적지 않을 것이다.

호흡을 힘들게 하는 원인으로는 폐기종 외에도 만성기관지염, 기관지 천식 등이 있다.

이 질병은 나이가 들면서 아주 천천히 진행된다. 그러다가 갑작스런 발작, 즉 계속해서 심한 기침이 난다거나 호흡이 곤란해지고 가슴이 아픈 증세로 나타난다. 이렇게 심각한 형태로 나타나기까지는 이미 몇 년 전부터 일시적인 발작 등의 증세로 예고되어 온 것이다.

다음과 같은 증상이 있었는지 생각해 보라.

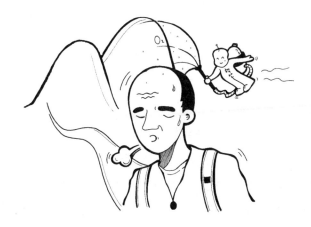

길을 건너는 중에 신호가 바뀌어 뛰게 되었다거나 계단을 급히 올랐을 때 몹시 숨이 차지 않았는가? 새벽에 문득 잠에서 깨어났을 때 가슴이 아파서 심호흡을 한 적이 있었는가? 아니면 담배를 피울 때, 갑자기 심한 기침을 한 적이 있었는가?

만약 두어 번 이상 경험했다면 폐가 약해졌다는 증거이다.

이러한 증상에 대해서도 핵산은 유효하다. 핵산을 섭취함으로써 숨이 차다거나 심한 기침을 하는 일도 줄어들고 호흡도 편해질 것이다.

물론 핵산이 폐기종이나 기관지염, 기관지 천식을 직접 치료하는 것은 아니다. 다만, 폐기종 등의 병에 걸려 작은 호흡밖에 하지 못한다고 해도 그 얼마되지 않는 공기 속에 포함된 산소가 더 효율적으로 작용하도록 해 주기 때문이다.

이것은 앞에 소개한 바 있는 쥐의 실험으로 증명되었다. 핵산을 취하고 있던 쥐는 그렇지 않은 쥐에 비해 밀폐된 유리병 속에서 1.5배나 더 오래 생존하였다.

● **치료 보고서 2**

[사례 1]

대여섯 계단을 오르거나 복도를 4, 5m만 걸어도 금방 숨이 차 버리는 62세의 남성은 금연하기 5년 전부터 그런 증상이 계속되었다.

그러나 금연을 하고 6개월이 지났어도 전혀 사정이 달라지지 않았다. 폐기종의 치료에 쓰이는 기관지 확장제와 요오드화 칼륨은 도움이 되지 않았다. 그는 정상적인 호흡이 어떤 것이었는지, 그것이 얼마나 기분좋은 것인지 거의 잊어 버렸다.

그가 핵산 진액과 비타민제를 복용하고 나서 2주 뒤, 조금 숨이 차 피곤해지는 일은 있어도 보통으로 걸을 수 있게 되었다. 6주 뒤 거의 숨도 차지 않고 두 계단씩 오를 수 있게 되어 평상시로 돌아갔다.

엑스레이 촬영에서는 폐기종이 상당히 진행되어 손상을 입고 있었음에도 불구하고 체력은 극적으로 회복되어 기분이 상쾌해진 것이다.

[사례 2]

65세인 한 여성은 담배를 피우지 않았지만 만성기관지염으로 기침이 심하고 숨이 차 괴로웠다. 15년 전부터 그녀의 증세는 차츰 악화되어 최근에는 가만히 있어도 호흡이 힘들었다. 기관지 확장제와 요오드화 칼륨, 항생물질은 거의 효과가 없었다.

엑스레이 촬영 결과 전형적인 폐의 손상이 나타나고 있었다. 거기다 발의 복사뼈가 부어 있어 심전도를 찍었더니 울혈성 심부전 증세도 있었다. 항생 물질 이외의 약은 일절 중단하고 핵산 요법을 시작했다.

1주 뒤 걸어 다녀도 전처럼 숨이 차지 않았다. 핵산 진액의 양을 늘리자 보통의 생활을 할 수 있을 정도로 기침이 줄고 호흡은 아주 편해졌으며, 마침내 건강을 회복했다. 울혈성 심부전에서 오는 발의 부기도 많이 가라앉았다.

체험자는 말한다 3
당뇨병에도 즉각적인 효과가 나타난다
⋮

당신은 다음과 같은 증상을 느낀 적이 있는가? 만약 두 가지 이상을 경험했다면 당뇨병이 아닌가 의심해 보기 바란다.

* 자꾸 목이 마르고, 잘 때는 머리맡에 물그릇을 갖다 놓는다.
* 밤중에 적어도 한 번 이상은 화장실에 간다.
* 몸이 늘어져 의자를 보면 앉고 싶고 소파를 보면 눕고 싶다.
* 늘 뚱뚱했던 사람이 식사를 줄이지 않았는 데도 차츰 살이 빠진다.
* 이따금 눈이 흐려지는 일이 있다.
* 특별히 이유가 없는데 웬지 손발끝이 저려온다.
* 여름도 아닌데 식은 땀이 나서 아침에 일어나면 잠옷이 땀에 젖어 있다.
* 피부에 종기가 많이 나고 좀처럼 낫지 않으며 곪기까지 한다.

* 이 밖의 당뇨병 증상으로는 성욕이 감퇴하거나 몸이 가렵고 쉽게 치
아가 흔들리고 치조골에서 고름이 흘러나오기도 한다.

위와 같은 증상이 있는 데도 그냥 내버려 두면 몸이 극도로 쇠약해
지고 실명하거나 의식이 혼탁해져 결국에는 죽음에 이른다.

당뇨병은 다른 성인병과 마찬가지로 아주 느리게 진행되므로 자각
증상을 느끼지 못하는 사람이 많다.

미국의 공공 보건 기구의 추정에 따르면 미국에는 4백만 명 이상의
당뇨병 환자가 있다고 한다. 당뇨병은 사망 원인의 제3위를 차지하고
있고, 실명의 원인으로도 알려져 있다.

당뇨병은 췌장에서 인슐린이 잘 만들어지지 않아 생기는 병이다. 인
슐린은 식사에서 얻은 당과 지방 등의 대사에 꼭 필요한 호르몬으로,
그 양이 감소하게 되면 세포에 영양이 고루 미치지 않아 온몸이 쇠약
해진다. 그래서 당뇨병은 엄격한 식이 요법과 함께 대사를 증진시키는
인슐린 투여로 치료한다.

물론 식이 요법에 병행하여 고핵산 식품을 섭취하면 두 배의 효과를
볼 수 있다. 약해진 세포를 핵산이 활발하게 만들어 원기를 부여하기
때문이다.

● 치료 보고서 3

[사례 1]

35세에서 80세에 이르는 18명의 당뇨병 환자를 일반적인 식사 제한과
핵산 진액에 비타민을 첨가한 약물 요법으로 치료했다.

3, 4개월 뒤 혈관 손상에 의한 손발의 한기가 사라졌다. 심장병인 사람은 극적으로 증상이 호전되고 과도한 피로감도 없어졌다.

당뇨병 때문에 손발이 떨리는 등 가벼운 신경 장애가 있던 세 명의 환자 중 한 사람은 핵산 진액과 헤파린, 항응고제, 천연 섬유질, 비타민 B 복합체, 콜린, 젤라틴 등으로 치료되었다. 다른 두 사람도 신경 외의 증상은 개선되었다.

당뇨병 환자의 말초신경 마비는 고핵산 식이 요법과 강력한 비타민 B군 정제, 콜린, 이노시톨로 치료되었다. 콜린과 이노시톨은 하루에 한 번이나 두 번, 500mg 정제로 섭취하게 했다. 그리고 마그네슘 글리세린 산염을 더하자 더 뚜렷한 결과가 나타났다.

콜린, 이노시톨, 마그네슘 글리세린 산염 등 세 가지 물질은 신경 조직의 주성분인 인지질을 만들 때 필요한 것이다.

[사례 2]

당뇨병으로 진단된 25세의 여성은 혈당 강하제를 먹으며, 일반적인 식이 요법을 하고 있었다. 여전히 그녀의 오줌에서는 당이 검출되었다.

핵산 진액과 비타민제를 복용하고 고핵산 식이 요법을 병행한 3주 뒤 그녀의 오줌에서 검출되는 당의 농도는 정상이었다. 6주 뒤 그녀에게 혈당 강하제의 복용을 중지하도록 조언하였다.

체험자는 말한다 4

잘 낫지 않았던 관절염이 사라졌다

⋮

남녀를 불문하고 40대 이후가 되면 걸리기 쉬운 질병 중의 하나가 관절염이다.

손가락이나 손목, 팔꿈치와 무릎 등의 관절에 염증이 생겨 심한 통증을 일으키는 것으로, 이따금 발작적으로 일어나기도 한다.

관절염은 나이가 들면서 뼈가 약해지는 이른바 노화 현상의 일종이다. 뼈가 약해지는 이유는 관절의 결합 조직(콜라겐)과 칼슘과의 흡착력이 떨어지기 때문이다.

관절염의 치료는 두 가지 측면에서 행해져야 한다. 하나는 손상을 입은 결합 조직을 회복시키는 것이고, 또 하나는 염증을 예방하거나 완화시키는 일이다.

관절의 결합 조직은 여러 종류의 당 분자 고리를 갖는 단백질로 되어 있다. 단백질과 고리는 주로 마그네슘을 포함하는 효소의 작용으로 결합된다.

그러므로 손상된 결합 조직을 치료하기 위해서는 단백질을 만드는 핵산과 단백질과 당을 결합시키는 효소의 성분인 마그네슘이 필요하다.

그리고 단백질과 이어져 있는 당을 만들기 위해서는 비타민이 필요한데, 비타민 C는 철과 작용하여 프롤린이라는 아미노산을 히드록시프롤린, 즉 결합 조직을 재생하는데 중요한 물질로 바꾼다. 이외에도 비오틴과 니코틴산 아미드도 중요한 역할을 하는 비타민이다.

다음으로 관절의 염증을 완화하는 치료 방법인데, 이는 보효소 A라는 물질의 도움을 받아 행해진다. 보효소 A는 염증을 억제하는 호르몬을 만들 때 필요한 판토텐산과 비타민 B를 포함하고 있다. 이 과정에서는 비타민 C 또한 필요하다.

주변에 관절염에 걸린 사람이 있다거나 당신 자신이 가벼운 관절염에 걸려 있다면 4장에서 소개하는 고핵산 식이 요법 외에 다음과 같은 방법도 효과가 있다.

* 매일 찻숟가락 1개 분량(혹은 6~10정)의 양조용 이스트를 먹는다. 이스트에는 핵산과 비타민 B가 포함되어 있다.
* 매일 밥숟가락 1개 분량의 당밀을 먹는다. 당밀에는 비타민과 미네랄이 풍부하다.
* 매일 밥숟가락 1개 분량의 천연 소맥 배아를 먹는다. 소맥 배아에도 비타민과 미네랄이 풍부하다.
* 커피나 홍차에 설탕을 넣는 대신 봉밀(꿀)을 사용한다. 봉밀에는 마그네슘이 포함되어 있다.
* 4장에서 소개하는 고핵산 식이 요법에는 과일 주스가 필수이지만, 오렌지, 포도, 라임, 레몬 등의 감귤류 주스는 피해야 한다. 이유는

확실하지 않지만, 골관절염의 염증을 일으키는 원인 물질로 알려져 있기 때문이다.

* 종합 비타민제 외에 매일 250mg의 판토텐산과 500mg의 비타민 C를 먹는다.
* 양송이도 유효한 식품이다. 양송이에 들어 있는 동은 단백질을 결합할 때 중요한 역할을 한다.

그러나 관절염이 심한 상태라면 위와 같은 방법으로는 그다지 두드러진 효과를 얻을 수 없을 것이다.

중증일 경우 더 많은 판토텐산이 필요하다. 그러나 의사의 지시 없이 대량의 판토텐산을 복용해서는 안된다.

게다가 서로 관련하여 작용하는 비타민은 결코 단독으로는 작용하지 않기 때문에 판토텐산만을 너무 많이 섭취하는 것은 다른 비타민의 결핍을 초래할 수도 있다.

비타민은 균형있게 섭취해야 한다. 이 균형을 지키기 위해서는 의사의 진단이 반드시 필요하다.

● 치료 보고서 4

[사례 1]

다리 관절의 통증으로 관절염이라고 진단된 47세의 여성은 항염증제를 처방받고 안정을 취하도록 조언받았다. 그러나 의사의 지시를 지켰음에도 불구하고 통증은 좀처럼 가라앉지 않았다.

고핵산 식이 요법을 실시하고 비타민과 미네랄을 충분히 보충하자 2주 뒤에는 통증이 차차 약해졌고 1개월 뒤에는 완전히 나았다. 그 후에도 관절의 통증은 나타나지 않았다.

[사례 2]

52세의 남성으로 계단을 오르내린다거나 의자에서 일어설 때 무릎 관절에 통증이 있어 진단을 받은 결과 관절염이었다. 엑스레이 사진으로도 무릎 관절의 연골이 파괴되어 있는 것을 알 수 있었다.

고핵산 식품 외에 B군 비타민제, 판토텐산을 먹고 소맥 배아와 봉밀(꿀)로 미네랄을 보충했다. 1개월 뒤 더이상 관절염은 진행되지 않았고 통증도 거의 없어졌다. 2개월 뒤 통증이 완전히 사라졌을 뿐만 아니라 얼굴의 주름이 희미해졌으며 피부에는 윤기가 흘러 젊어 보였다.

4

핵산 식이 요법, 그 감동의 실천

흔한 음식으로 과연 결정적인 효과를 볼 수 있는가?

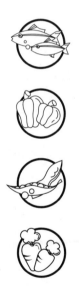

핵산은 어떤 식품에 많이 들어 있는가?

해산은 어떤 식품에 많이 들어 있는가? 핵산의 놀라운 효과는 20년에 걸친 연구 분석과 수천 명 이상의 실례를 통해 증명되었다.

핵산이야말로 노화를 막는 비밀의 물질이었으며, 고핵산 식이 요법의 발견은 바로 젊어지는 비밀의 발견이라고 할 수 있다.

핵산을 가장 유효하게, 또 가장 간단하게 몸 속에 받아들이는 고핵산 식이 요법은 일정한 규칙에 기초해 행하는 식이 요법이다.

'규칙'이라고는 하지만 특별히 지키기 힘든 항목은 없다. 따라서 핵산의 효과를 충분히 끌어내기 위한 작은 연구라고 하는 것이 더 적합할 것이다.

고핵산 식이 요법에서는 다른 식이 요법에서처럼 '이것은 먹지 말라, 저것은 먹지 말라'는 등의 금기 항목이 전혀 없다. 다만, '먹어야 할' 음식을 지적할 뿐이다.

우리는 보통 주 21회 이내의 식사를 한다. 이 중 고핵산 식이 요법을 적용해야 하는 식사 횟수는 8~10회밖에 안된다. 나머지는 평소처럼 식사를 하면 된다.

'고핵산 식품' 이란 도대체 어떤 것일까?

여기까지 책을 읽은 독자들에게 '핵산' 이란 말은 매우 친숙해졌을 것이다. 그러나 핵산이 어떤 음식에 포함되어 있는지 바로 대답할 수 있는 사람은 드물 것이다.

당연한 일이다. 지금까지 핵산과 식이 요법을 관련지은 연구는 전혀 없었기 때문이다. 그 동안 아무도 연구하지 않았고, 음식물에 포함된 핵산에 관한 정보는 보통 사람은 물론이고 의사나 영양학자도 잘 모르고 있었다.

사실 생물 수업이나 신문 같은 데서 접하는 '핵산' 과 음식에 관련된 연구가 전부였다고 해도 지나친 말이 아니다.

혹자는 고핵산 식이 요법의 기초가 되는 이론이 복잡해서 의문을 갖는 사람도 있을 것이다.

"고핵산 식품이란 매우 특수한 것이 아닐까?"

"값이 비싸지 않을까?"

"일종의 약품이나 약초 같은 것으로 이상한 맛이 나지 않을까?"

"구하기 어렵고 노력과 시간을 들여야 먹을 수 있는 것이 아닐까?" 등등.

나는 이 모든 의문에 대해 분명히 '아니다!' 라고 말할 수 있다. 의문을 가질 필요는 전혀 없다.

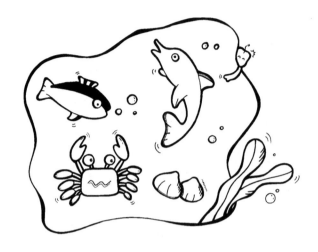

핵산은 모든 생물의 세포에 포함되어 있다. 어떤 것을 먹든 그것이 생물의 세포라면 핵산을 취하게 된다.

중요한 것은 핵산이 풍부하게 포함되어 있는 식품을 선택하는 것이다. 그것은 결코 특수하지도 값이 비싸지도 않다. 하물며 이상한 맛이 난다거나 구하기 어려운 것도 아니다.

고핵산 식품은 흔히 접할 수 있는 식품이다.

대표적인 고핵산 식품군은 어패류이다. 특히 정어리, 연어, 새우, 게, 대합 등에 핵산이 많이 들어 있다. 물론 이 외의 어패류도 대개 고핵산 식품이라고 할 수 있다.

그리고 콩류, 간류가 고핵산 식품이며, 야채 중에는 순무, 양송이, 시금치 등이 고핵산 식품이다.

모두 주변에 흔한 친숙한 식품들이다. 이 식품들이 고핵산 식이 요법의 가장 중요한 요소로서 놀라운 효과를 발휘하는 것이다.

고핵산 식이 요법에서 요구하는 식품은 전혀 특별하지 않다. 오히려 평범한 식품을 섭취하면서 최대의 효과를 거두는 식이 요법이다.

'고핵산 식이 요법'은 기본적으로 하루 1~1.5g의 핵산을 섭취해야 한다. 그러나 우리가 평상시의 식사에서 이 정도의 핵산을 섭취하고자 한다면 3~4인분의 식사를 해야 한다.

이것은 누가 보더라도 무리한 주문으로 위장 장애를 일으킬 뿐이다. 또 3~4인분의 식사를 먹었다 하더라도 핵산의 효과를 보기는커녕 뚱뚱하게 살만 쪄 버릴 것이다.

고핵산 식이 요법의 핵심은 사람에게 꼭 필요한 영양소와 핵산의 작용을 더 활발하게 하는 영양소를 충분히 그리고 균형있게 섭취하는 데 있다.

고핵산 식이 요법의 실천 1
고핵산 식품의 으뜸인 정어리 요리

:

'**고**핵산 식이 요법'에서는 핵산이 많이 포함된 식품을 중심으로
식단을 작성해야 한다.

정어리는 가장 많은 양의 핵산을 함유하고 있다. 통조림으로 만든
정어리가 생정어리보다 핵산 함유량이 더 많은 것으로 알려져 있는데
120g 캔 하나에 약 0.6g(600mg) 이상의 핵산이 포함되어 있다.

게다가 정어리는 핵산의 작용을 돕는 각종 비타민류가 풍부하다. 또
콜레스테롤을 낮추는 바나듐(vanadium)이라는 미네랄을 포함하고 있
다. 이런 미네랄은 육상의 동물성 식품에서는 결코 얻을 수 없는 것이다.

정어리는 먹이 사슬(작은 생물은 큰 생물에게 먹히고 큰 생물은 그보
다 더 큰 생물에게 먹히는 관계)의 하위에 속한다. 그런 의미에서 생선
은 작을수록 좋다. 왜냐하면 바다 오염으로 먹이 사슬의 상위에 속하
는 큰 생선(방어나 참다랑어)이나 고래는 유해한 오염 물질이 쌓여 있

을 가능성이 있지만, 정어리 같은 작은 생선이라면 그럴 염려가 없기 때문이다.

고핵산 식이 요법의 첫 번째 실천은 주 4회 정어리를 먹는 것이다. 정어리는 작으면 작을수록 좋다. 큰 것에 비해 핵산, 비타민, 미네랄 등이 많이 포함되어 있기 때문이다.

물론 정어리 통조림에 핵산이 많지만 제철에는 신선하고 값싼 생정어리를 먹는 것이 좋다.

정어리 통조림으로 요리를 할 때는 우선 통조림 안의 기름을 완전히 빼야 한다. 특히 감량중인 사람에게는 필수이다. 기름에는 많은 칼로리가 있기 때문이다.

통조림의 기름을 빼기 위해서는 통조림 뚜껑을 4분의 1 정도를 개봉한 뒤 받침 접시를 놓고 3∼4분간 거꾸로 세워 놓는다. 기름이 완전히 빠지기를 기다리는 동안 야채를 썬다거나 수프를 만든다.

더 확실하게 통조림의 기름을 빼고 싶다면 정어리를 꺼내 체에 밭쳐 놓는다.

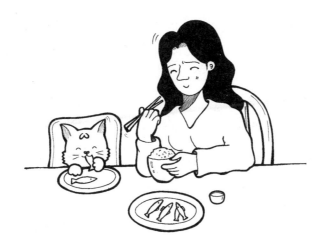

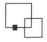

[정어리 고추장찌개]

○ 재 료

정어리 통조림 200g, 호박 $\frac{1}{2}$개, 두부 $\frac{1}{4}$모, 양파 $\frac{1}{2}$개, 파 · 마늘 조금씩, 고추장 1큰술, 조미료

○ 만들기

① 정어리는 통조림에서 꺼내 기름이 빠지도록 체에 밭쳐 놓는다. 마늘은 곱게 다져 놓고 양파는 반달썰기 해 둔다.

② 냄비에 물을 붓고 다진 마늘과 양파를 넣은 후, 고추장을 풀어 끓인다.

③ 국물이 끓으면 정어리와 호박을 넣는다. 다시 끓으면 두부와 파를 넣어 조미료로 맛을 낸다.

[정어리 샐러드]

○ 재 료

정어리 통조림 150g, 양파 작은 것 1개, 토마토 1개, 양상추 2장, 파슬리 조금, 마늘 겨자 소스(겨자가루 1큰술, 육수 5큰술, 식초 1큰술, 레몬즙 2큰술, 설탕 2큰술, 진간장 1큰술, 다진 마늘 1큰술, 소금)

○ 만들기

① 정어리는 체에 밭쳐 기름을 빼고 양파는 잘게 썬다. 파슬리는 곱게

다져 놓는다.

② 마늘 겨자 소스 만들기 : 더운 물에 되직하게 갠 겨자를 공기에 담
아 뜨거운 냄비 뚜껑에 얹은 후 약 10~15분간 익힌다. 분량의 육
수, 식초, 레몬즙, 설탕, 다진 마늘, 소금, 진간장을 넣고 덩어리가
생기지 않게 고루 섞는다.

③ 기름을 뺀 정어리를 으깨어 잘게 썬 양파와 섞는다.

④ 야채를 먹기 좋게 접시에 올려 놓고 그 위에 ③을 올려 마늘 겨자
소스를 뿌리고 파슬리를 얹는다.

[정어리 마리네]

○ 재 료

정어리 8마리, 밀가루 $\frac{1}{2}$컵, 소금, 후춧가루, 식물성 기름 3큰술, 식
초 1큰술, 레몬즙 1큰술, 피망 1개, 셀러리 1대, 인삼 $\frac{1}{2}$개, 양파 $\frac{1}{2}$개,
파슬리 조금, 오이 $\frac{1}{2}$개

○ 만들기

① 정어리는 머리와 내장을 떼고 소금, 후추를 뿌려 밀가루를 입힌 다
음 기름에 튀겨 낸다.

② 꼭지를 뗀 피망은 반을 갈라 속을 털어 내고 가늘게 썬다.

③ 셀러리, 인삼, 오이, 양파는 3cm 정도로 채썰고 파슬리는 가늘게
찢는다.

④ 기름, 식초, 레몬, 소금, 후추를 섞어 야채와 함께 ① 위에 얹어 1시
간 이상 둔다.

[정어리 김치찌개]

○ 재 료
정어리 통조림 200g, 김장 김치 200g, 마늘 · 파 · 설탕 · 식물성 기름 · 화학 조미료 약간

○ 만들기
① 정어리는 통조림 뚜껑을 ⅓쯤 개봉하여 기름을 따라 낸다. 김치는 숭숭 썰어 놓고 마늘은 곱게 다져 놓는다. 파는 크게 썰어 놓는다.
② 냄비에 기름을 두르고 김치를 볶다가 정어리를 넣어 같이 볶는다. 김치가 조금 익으면 김칫국을 약간 붓고 다진 마늘과 파, 설탕, 화학 조미료를 넣어 조린다(김장 김치는 갖은 양념이 되어 있으므로 파와 마늘은 넣지 않아도 좋다).

[정어리 피망찜]

○ 재 료
정어리 통조림 ⅓통, 양파 ⅓개, 빵가루 ⅓컵, 달걀 1개, 마늘 1쪽, 후춧가루 약간, 콩기름, 피망 5개, 밀가루 1큰술, 콩기름, 파슬리

○ 만들기
① 정어리는 통조림에서 꺼내 체나 조리에 밭쳐 물기를 빼고, 양파는 곱게 다져서 기름 두른 팬에 노르스름하게 볶는다.
② 피망은 길게 반으로 잘라 씨를 빼내고, 마늘은 다진다.

③ 오목한 그릇에 기름을 뺀 정어리와 볶은 양파, 빵가루, 달걀 푼 것, 다진 마늘을 합하여 골고루 반죽하고 후춧가루를 뿌린다.

④ 2등분한 피망의 안쪽 면에 밀가루를 살짝 펴 바르고, ③의 정어리 반죽을 꼭꼭 눌러 가며 채운다.

⑤ 남은 달걀 1개는 지단을 부쳐 채썬다.

⑥ 김이 오르는 찜통에 소(속)를 넣은 피망을 넣어 10~15분 정도 쪄낸 후 달걀 지단을 얹고 파슬리로 장식하여 낸다.

[정어리 무조림]

○ 재 료

정어리 통조림 1통, 무 3cm 길이, 양념장(진간장 1½큰술, 생강즙 1큰술, 다진 파 1큰술, 다진 마늘 2큰술, 후춧가루 조금, 식용유 1큰술, 물 ½컵, 고춧가루 ½큰술, 설탕 1작은술)

○ 만들기

① 정어리는 체에 쏟아 국물은 따로 받아 둔다.

② 무는 3cm 길이로 토막내 껍질을 벗기고 도톰하게 썬다.

③ 정어리 국물에 양념장을 분량대로 섞어 만든다.

④ 냄비에 도톰하게 썬 무를 깔고 양념장을 한 켜 끼얹는다. 그 위에 체에 밭친 정어리를 가지런히 늘어놓는다.

⑤ 정어리와 무가 앉혀진 냄비에 만들어 둔 양념장을 고루 끼얹고 물을 자작하게 붓는다. 뚜껑을 연 채로 숟가락으로 국물을 끼얹으면서 조린다.

고핵산 식이 요법의 실천 2
조리하기 쉬운 연어 요리

:

분명 정어리는 뛰어난 고핵산 식품이기는 하지만 지나치게 많이 섭취할 필요는 없다. 하루 3끼씩, 주 21회 식사를 기준으로 할 때 4회 정도 섭취하면 충분하다.

왜냐하면 식습관은 균형을 이루는 것이 중요하고, 또 다양하지 못하다면 먹는 즐거움이 없어져 버리기 때문이다.

먹고 싶은 것을 먹지 못한다면 그 이상의 고통이 어디 있겠는가? 고핵산 식이 요법은 병원에서 입원 환자가 어쩔 수 없이 먹는 규정된 식단이 결코 아니다.

고핵산 식이 요법의 두 번째 실천은 주 1회 연어를 먹는 것이다.

정어리와 마찬가지로 연어 또한 고핵산 식품이면서 구하기 쉬운 생선이다. 그리고 연어는 비교적 조리하기 쉬운 생선이기도 하다. 조리 시 통조림이든 생연어이든 상관없다.

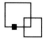

[연어 스테이크]

● 재 료

연어 150g, 감자(작은 것) 1개, 완두콩 50g, 레몬 $\frac{1}{2}$개, 레몬 소스 (버터, 화이트와인, 레몬 주스, 파슬리 가루, 소금, 후추)

● 만들기

① 연어는 1.5cm 넓이로 도톰하고 어슷하게 썰어 소금, 후추를 뿌려 둔다.

② 감자는 모양있게 깎아 버터와 소금을 넣어 삶고, 완두콩은 살짝 삶 아 낸다. 레몬은 얇게 저며 썬다.

③ 손질한 연어에 버터를 앞뒤로 고루 바르고 철판에 굽는다.

④ 팬에 버터를 두르고 레몬 주스를 뿌린다. 소금, 화이트와인을 넣고 조금씩 끓으면 파슬리 가루를 넣어 저어 주다가 불을 끈다.

⑤ 접시에 연어를 담고 감자, 완두콩, 레몬을 곁들인다. 연어 위에 레 몬 소스를 끼얹는다.

[연어 구이]

● 재 료

연어 2토막, 소금 2작은술, 후춧가루 $\frac{1}{4}$작은술, 달걀 노른자 2개, 파슬리잎 10g, 치즈 20g, 콩기름, 꼬치, 풋고추 2개, 오이 $\frac{1}{2}$개, 래디

시, 설탕 2작은술, 식초 2큰술, 소금 1큰술

○ 만들기
① 토막낸 연어는 뼈와 내장을 발라내고 깨끗이 손질해 물기를 없애고, 소금과 후춧가루를 뿌려 20분 정도 재워 둔다.
② 파슬리는 다져서 1큰술 정도의 가루를 내고, 치즈도 가루로 만들어 달걀 노른자에 섞어 약간 젓는다.
③ 연어를 ②에 적셔 꼬치에 꿴 후 계속 노른자에 적셔가며 굽는다.
④ 풋고추는 소금을 뿌려 굽고, 오이는 한쪽 끝이 떨어지지 않을 정도로 칼집을 낸 후 분량의 설탕, 식초, 소금에 절였다가 물기를 뺀다.
⑤ 접시에 연어를 담고 오이와 풋고추를 곁들여 래디시로 장식한다.

고핵산 식이 요법의 실천 3
신진대사를 활발히 해주는 해물 요리

정어리나 연어 요리와 달리 각종 해산물을 주재료로 하는 해물 요리는 종류가 다양하여 식단의 단조로움을 피할 수 있고, 또 식탁을 풍성하게 만들어 준다.

고핵산 식이 요법의 세 번째 실천은 주 1회 새우, 게, 대합, 굴, 오징어 등의 해산물을 먹는 것이다.

단, 이 식품들은 비교적 콜레스테롤을 많이 포함하고 있으므로 혈압이 높다거나 심장의 상태가 별로 좋지 않은 사람이라면 삼가야 한다.

그러나 건강한 사람이라면 아무런 문제가 되지 않는다. 충분히 대사할 능력이 있기 때문이다.

현대인은 그 동안의 잘못된 식생활 때문에 콜레스테롤이 조금만 늘어도 몸에 이상 증세가 나타난다. 이 점에 주의하면서 고핵산 식이 요법을 계속한다면 잘못된 식습관으로 잃었던 신진대사 기능을 회복할

것이다. 신진대사 기능이 회복되면 식품의 콜레스테롤 함유량은 신경
쓰지 않아도 된다.

이 밖에 모시조개나 낙지, 문어 등도 핵산을 많이 함유하고 있다.

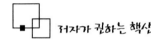 저자가 권하는 핵산 메뉴 ■-----------------------------

[해물 냉채]

○ 재 료

새우(중하) 5마리, 소라 3개, 갑오징어 1마리, 오이 $\frac{1}{2}$개, 당근 $\frac{1}{3}$개,
배 $\frac{1}{2}$개, 잣·소금 조금, 마늘 소스(다진 마늘 1큰술, 식초 1큰술, 물 1
큰술, 설탕 1작은술, 진간장 $\frac{1}{2}$작은술, 소금 $\frac{1}{4}$작은술, 참기름 조금)

○ 만들기

① 새우는 등쪽의 내장을 빼내고 소금물에 흔들어 씻는다. 소라도 싱
   싱한 것으로 골라 씻어 둔다. 갑오징어는 머리, 꼬리를 떼내고 내장
   을 뺀 다음 몸통의 껍질을 벗겨 둔다.
② 오이, 당근은 깨끗이 씻어 폭 1cm, 길이 5cm로 도톰하게 썬다. 배
   는 껍질을 벗기고 오이와 같은 크기로 썰어 소금물에 담갔다가 건
   져 낸다. 잣은 곱게 다져서 가루로 만든다.
③ 끓는 물에 소금을 조금 넣고 준비한 새우를 넣어 데쳐 낸 다음, 식
   으면 껍질을 벗기고 큰 것은 반으로 포를 뜬다. 소라는 삶아서 살을
   빼내어 내장을 떼고 큰 것은 2~3등분한다. 준비한 갑오징어의 몸

통 안쪽에 가로 세로로 칼집을 넣어 폭 1cm, 길이 5cm로 썰어 끓는 소금물에 넣어 살짝 데친다.

④ 다진 마늘에 식초, 물, 설탕, 간장, 소금, 참기름을 분량대로 넣고 섞어서 마늘 소스를 만들어 차게 해 둔다.

⑤ 손질한 새우, 소라, 갑오징어, 오이, 당근, 배를 우묵한 그릇에 담아 마늘 소스로 버무려 접시에 담고 잣가루를 솔솔 뿌린다.

[새우 완두 샐러드]

● 재 료

잔새우 100g, 푸른 콩 200g, 양상추 50g, 오이 1개, 소스(콩기름 3큰술, 레몬즙 2큰술, 소금 · 후춧가루 약간씩), 밀가루 $\frac{1}{3}$컵, 물

● 만들기

① 새우는 대꼬치로 등쪽의 내장을 빼내어 소금물에 3분 정도 데쳐 내고, 푸른 콩은 5분 정도 데쳐 낸다.

② 오이는 두께 3cm로 토막내어 나무젓가락으로 속을 파낸 후 두께 0.5cm로 자른다.

③ 밀가루는 반죽하여 리본 모양으로 빚은 후 삶아 찬물에 건진다.

④ 양상추는 깨끗이 씻어 한입 크기로 찢어 놓는다.

⑤ 접시에 양상추와 준비한 재료를 모두 담는다.

⑥ 콩기름, 레몬즙, 소금, 후춧가루를 잘 섞어 소스를 만들어 ⑤에 붓고 버무린다.

[게살볶음]

○ 재 료

　게 3마리, 술 1작은술, 달걀 1개, 콩기름, 소스(껍질 콩 50g, 술 1큰
술, 진간장 1큰술, 육수 ½컵, 소금 · 설탕 · 후춧가루 약간씩, 녹말가루 1
큰술)

○ 만들기

① 게는 솔로 씻어 간간한 소금물에 넣고 삶아 살을 발라 술을 뿌린다.
　껍질 콩은 소금물에 데쳐 길고 어슷하게 썬다.
② 달걀은 풀어 소금을 조금 넣고 게살과 섞는다.
③ 프라이팬을 달구어 달걀에 섞은 게살을 넣고 서서히 볶는다.
④ 프라이팬에 기름, 술, 진간장을 넣고 껍질 콩을 볶다가 육수를 부어
　소금, 설탕, 후춧가루로 간하고, 물 2큰술에 푼 녹말을 넣어 걸쭉하
　게 만든다.
⑤ 접시에 볶은 게살을 담고 ④의 소스를 끼얹는다.

[대합찜]

○ 재 료

　대합 8개, 조갯살 1컵, 우둔살 100g, 달걀 노른자 1개, 다진 파 2작
은술, 다진 마늘 1작은술, 소금 · 참기름 2작은술, 달걀 1개, 후춧가루
약간, 실고추 약간

○ 만들기

① 대합은 소금물에 담가 모래를 뺀 후 끓는 물에 넣어 입이 벌어지면 꺼내고, 껍질의 물기를 닦는다.

② 조갯살은 냄비에 넣고 볶아 수분이 빠지면 꺼내어 대합살과 함께 다진다.

③ 소고기를 곱게 다져 ②와 함께 달걀 노른자 1개를 넣고 갖은 양념을 하여 고루 버무린다.

④ 깨끗하게 닦아 놓은 대합 껍질에 ③을 가득 담고 위를 반듯하게 다듬어 김이 오르는 찜통에서 15분 정도 찐다.

⑤ 달걀은 흰자와 노른자로 나누어 황백지단을 부쳐 채썰어, 실고추와 함께 고명으로 얹는다.

[오징어 순대]

○ 재 료

물오징어 2마리, 두부 3모, 양파 $\frac{1}{2}$개, 풋고추 5개, 붉은 고추 3개, 숙주 300g, 소고기 100g, 달걀 1개, 다진 파 1큰술, 다진 마늘 $\frac{1}{2}$큰술, 후춧가루 약간

○ 만들기

① 오징어는 몸통을 가르지 않은 채 다리를 떼고 내장을 빼내고 껍질을 벗긴다. 다리는 껍질을 벗겨 끓는 물에 데친다.

② 두부는 거즈에 싸서 물기를 짠 후 곱게 으깨고 양파, 풋고추, 붉은 고추는 씨를 빼고 곱게 다진다.

③ 숙주는 끓는 물에 데쳐 물기를 짜서 대강 썰고, 데친 오징어 다리도 잘게 썬다. 소고기는 곱게 다진다.

④ ②와 ③의 재료를 그릇에 한데 담아 달걀을 풀어 넣고 다진 파, 다진 마늘, 후춧가루, 소금으로 간을 맞추어 고루 버무린다.

⑤ 오징어의 몸통에 ④의 소(속)를 넣어 채운다. 약간 여유 있게 넣어야 찔 때 터져 나오지 않는다. 오징어 몸통 끝까지 채운 후 실로 꿰매 마무리한다.

⑥ 김이 오른 찜통에 소 넣은 오징어를 넣고 15~20분간 쪄내어 식힌 다음, 1cm 정도의 두께로 썰어서 초간장이나 초고추장을 곁들여 낸다.

[굴 두부볶음]

● 재 료

굴 70g, 당근·파 20g씩, 두부 1모, 소금 1작은술, 후춧가루 약간, 녹말가루 1½큰술, 튀김 가루, 소금 ½작은술, 참기름 약간

● 만들기

① 굴은 껍질을 골라내고 소쿠리에 담은 채 소금물에 흔들어 씻어 물기를 뺀 후 끓는 물에 살짝 데친다.

② 당근은 반으로 갈라 길이 3cm로 납작하게 썰고, 파도 썰어 둔다.

③ 두부는 5cm 정도로 납작하게 썰어 소금, 후춧가루를 뿌리고 녹말가루에 묻혀 180℃ 기름에 튀겨 낸다.

④ 프라이팬에 기름을 두르고 파를 먼저 볶다가 당근, 튀긴 두부, 굴을

넣고 살짝 볶는다. 볶을 때 물을 조금 넣고 소금, 후춧가루로 간을
한다.
⑤ 녹말가루를 물 2큰술에 풀어 ④에 섞으면 윤기가 나고 걸쭉하게 되
는데 이 때 참기름을 조금 친다.

[조개탕]

○ 재 료

소합 · 백합 · 모시조개 600g, 물 5컵, 붉은 고추 2개, 마늘 2쪽, 파
1대, 소금 · 술 조금씩

○ 만들기

① 조개는 신선한 것으로 끓여야 국물에 냄새가 없고 맛도 담백하므로
살아 있는 것으로 준비한다. 맹물로 씻으면 조개의 맛이 물에 녹게
되므로 꼭 연한 소금물로 깨끗이 문질러 씻은 다음, 소금물에 한나
절 담가 해감을 토하게 한다.
② 붉은 고추는 반을 갈라 씨를 털어 굵게 썰고, 파는 반을 갈라 짧게
썬다. 마늘은 얇게 저며 썬다.
③ 해감시킨 조개를 깨끗이 씻어 냄비에 넣고 물을 부어 끓이다가 입
이 벌어지기 시작하면 즉시 불을 끈다.
④ 국물에 모래가 있으면 조개를 건지고 거즈에 밭쳐낸 후 다시 조개,
파, 마늘, 고추를 넣고 소금간을 한다. 술을 조금 넣으면 비린내가
없어진다.

고핵산 식이 요법의 실천 4
비타민과 미네랄이 풍부한 생선 요리
:

고등어, 대구, 꽁치, 가자미, 넙치, 삼치, 다랑어, 방어 등의 생선도 다량의 핵산을 함유하고 있다. 정어리에 비해서는 함유량이 적지만 육류나 달걀보다는 훨씬 풍부하다. 게다가 정어리에는 많지 않은 비타민과 미네랄도 다량 함유하고 있다.

같은 생선류이면서 왜 정어리는 연어보다 핵산이 많을까?

기회가 있을 때마다 이 문제에 대해 생각해 보았지만, 분명한 이유는 아직껏 밝히지 못하였다.

그것은 왜 다랑어는 연어보다 몸이 큰지 모르는 것과 같다. 자연계의 불가사의인 것이다.

고핵산 식이 요법의 네 번째 실천은 주 1회 어떤 종류이든 생선을 먹는 것이다. 이와 같이 정어리(1주일에 4회), 연어(1주일에 1회), 새우 ·

176

게 · 조개류(1주일에 1회), 그리고 생선류(1주일에 1회)로 고핵산 식이 요법을 실천한다면, 날마다 어패류를 먹는 셈이다. 우리가 먹는 고핵산 식품은 대부분 바다로부터 얻는 것이다.

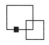 저자가 권하는 핵산 메뉴 ■---

[가자미찜]

○ 재 료

가자미 1마리, 소금 ½작은술, 후춧가루 약간, 밀가루 약간, 콩기름, 풋고추 2개, 붉은 고추 2개, 달걀 2개, 석이버섯 3장, 참기름 1 작은술

○ 만들기

① 가자미는 아가미에서 내장을 꺼내고 비늘을 긁어 깨끗이 씻는다.
② 머리쪽부터 칼집을 어슷하게 넣어 소금, 후춧가루로 간하고 밀가루를 약간 뿌려 30분간 재운다.
③ 배추 잎을 깔고 가자미의 칼집 사이에 야채 토막을 끼워 칼집이 벌어지게 한 후 가자미를 찐다.
④ 풋고추, 붉은 고추, 석이버섯은 곱게 채쳐서 기름에 볶는다.
⑤ 달걀은 지단을 부쳐 곱게 채썬다.
⑥ 채썬 재료에 참기름을 넣어 골고루 버무린다.
⑦ 가자미 칼집 사이에 끼운 야채토막을 빼고, 그 자리에 ⑥을 넣어 기름에 다시 지져 낸다.

[꽁치 피망찜]

⊙ 재 료

꽁치 통조림 $\frac{1}{2}$통, 양파 $\frac{1}{2}$개, 빵가루 $\frac{1}{2}$컵, 달걀 2개, 마늘 1쪽, 후 춧가루 약간, 피망 5개, 밀가루 1큰술, 콩기름 약간, 파슬리 약간

⊙ 만들기

① 꽁치는 통조림에서 꺼내어 체나 조리에 밭쳐 기름기를 빼고, 양파 는 곱게 다져서 기름 두른 팬에 노르스름하게 볶는다.

② 피망은 길게 반으로 잘라 씨를 빼내고, 마늘은 다진다.

③ 오목한 그릇에 꽁치와 볶은 양파, 빵가루, 달걀 푼 것, 다진 마늘을 합하여 골고루 반죽하고 후춧가루를 뿌린다.

④ 2등분한 피망의 안쪽 면에 밀가루를 살짝 펴 바르고 ③의 꽁치 반 죽을 꼭꼭 눌러 가며 채운다.

⑤ 남은 달걀 1개는 지단을 부쳐 채썬다.

⑥ 김이 오르는 찜통에 소(속) 넣은 피망을 담아 10~15분 정도 쪄낸 후, 달걀 지단채를 얹고 파슬리로 장식하여 낸다.

[생선 스튜]

⊙ 재 료

대구 1마리, 레몬 $\frac{1}{2}$개, 버터 $\frac{1}{2}$큰술, 감자 1개, 토마토 1개, 호박 $\frac{1}{2}$ 개, 옥수수 $\frac{1}{2}$개, 피망 3개, 붉은 피망 2개, 양파 $\frac{1}{2}$개, 다진 마늘 1작 은술, 파슬리 가루 1작은술, 버터 1큰술, 백포도주 2큰술, 소금 1작은

술, 후춧가루 약간

● 만들기
① 대구는 깨끗이 손질하여 큼직하게 포를 떠서 5cm 크기로 썰어 레몬즙을 뿌려 10~15분간 재워 둔다.
② 감자는 껍질을 벗기고, 토마토 · 호박 · 옥수수는 깨끗이 손질하여 큼직하게 썬다.
③ 피망은 씨를 털어낸 후 채썰고, 양파는 두께 0.7cm로 둥글게 썬다.
④ 냄비에 버터 1큰술을 두르고 준비한 피망, 양파, 다진 마늘, 파슬리 가루를 볶아 낸다.
⑤ 대구살은 물기를 완전히 닦아낸 후 약한 불에서 투명함이 없어질 때까지 5분쯤 볶는다.
⑥ ④에 준비한 옥수수, 토마토, 감자, 호박, 백포도주를 섞고 야채가 잠길 정도로 물을 부어 부드러워질 때까지 약 15분 정도 끓인다.
⑦ ⑥에 볶은 생선을 넣어 소금, 후춧가루로 간을 하면서 생선살이 푹 무를 때까지 끓여 낸다.

고핵산 식이 요법의 실천 5
영양면에서 최고인 간 요리
:

소나 돼지, 닭 등은 그 자체로도 영양가가 뛰어나지만, 이들의 간에는 각종 영양분이 함유되어 있어 우수한 식품으로 각광받고 있다.

특히, 20여종의 비타민 성분을 두루 갖추고 있어 '종합 비타민제'라고 할 수 있다. 또한 간에는 철, 동과 같은 미네랄도 풍부하다.

이처럼 간은 단백질 식품이면서도 콜레스테롤 수치가 낮아 고핵산 식이 요법에 유용한 식품 중 하나이다.

예를 들어, 소의 간은 소의 근육, 즉 스테이크에 비해 핵산 함유량이 10배나 되어 거의 정어리와 맞먹는다. 같은 소의 일부이면서 간과 고기의 핵산치가 다른 이유는 무엇일까?

그것은 간이 매우 활발히 움직이는 살아있는 장기이기 때문이다. 이는 쥐를 이용한 실험 결과로 입증되었다. 즉, 쥐의 간장을 10분의 1만

남기고 잘라 내어도 간장의 기능에 장애가 일어나지 않았고, 몇 개월 뒤 간장이 재생되어 원래 크기로 되었다.

고핵산 식이 요법의 다섯 번째 실천은 주 1회 간(요리)을 섭취하는 것이다.

간을 요리하는 데 있어서의 핵심은 비릿한 냄새를 없애기 위해 피를 완전히 빼는 일이다. 냄새를 제거하는 방법은 우유에 10분 정도 담가 두면 된다.

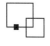 저자가 권하는 핵산 메뉴 ■--

[간 샐러드]

◐ 재 료

쇠간 200g, 굵은 파 · 마늘 · 생강 · 양파 · 청주 약간씩, 치커리 · 래디시 약간씩, 프렌치드레싱(식물성 기름 3큰술, 식초 2큰술, 포도주 2큰술, 양파즙 2큰술, 다진 파슬리 1큰술, 소금 · 후춧가루 약간씩)

◐ 만들기

① 쇠간은 신선한 것으로 준비해 찬물에 담가 핏물을 뺀 후 사방 2cm 크기로 납작하게 썬 다음, 끓는 물에 통파, 통마늘, 저민 생강, 양파, 청주와 함께 넣고 끓인다.

② 치커리, 래디시는 깨끗이 씻어 치커리는 손으로 뜯고 래디시는 칼

집을 넣어 모양을 낸다.

③ 프렌치드레싱 만들기 : 그릇에 분량의 식물성 기름과 식초를 넣고 젓다가 소금, 후춧가루, 다진 파슬리를 넣어 잘 젓는다.

④ ③에 양파즙과 포도주를 붓고 골고루 섞는다. 양파즙과 포도주는 쇠간의 독특한 냄새를 없애는 역할을 한다.

⑤ 손질한 간을 프렌치드레싱에 30분 정도 재워 두었다가 접시에 담고 치커리와 래디시를 곁들이면 된다.

[간 케첩볶음]

○ 재 료

쇠간(돼지간) 100g, 참기름·술 3g씩, 소금·후춧가루 약간씩, 당근·양파 20g씩, 붉은 고추·풋고추 8g씩, 표고 버섯 15g, 다진 마늘 약간, 식물성 기름 8g, 토마토케첩 10g

○ 만들기

① 간의 핏물을 빼고 체에 넣어 소금을 뿌려 흔들어 씻는다. 한입 크기로 납작하게 썰어 참기름, 술, 후춧가루, 소금으로 약하게 밑간을 한다.

② 당근은 길이로 반 가른 다음 얇고 어슷하게 썬다. 양파는 폭 2cm로 썰고 고추는 어슷하게 썬다. 표고버섯은 물에 불렸다가 갓만 물기를 꼭 짜 놓는다.

③ 프라이팬에 기름을 두르고 다진 마늘을 볶는다. 기름에 마늘향이 우러나면 당근, 양파, 고추, 버섯을 넣고 볶다가 물러지면 토마토케

첩을 넣는다. 케첩과 야채가 보글보글 끓으면 손질해 놓은 간을 넣고 볶는다. 소금으로 심심하게 간한다.

[간 튀김]

○ 재 료

쇠간(돼지간) 200g, 우유 $\frac{1}{2}$컵, 술 1큰술, 참기름 · 후춧가루 · 소금 · 녹말가루 · 식물성 기름 · 파슬리 약간씩

○ 만들기

① 간의 얇은 막을 벗기고 물에 담가 핏물을 뺀다. 날간은 간 특유의 비릿한 냄새가 나므로 우유에 10분 정도 담가 냄새를 없앤다.

② 간을 한입 크기로 납작하게 썰어 술, 참기름, 후춧가루, 소금을 넣어 고루 주물러 간이 배도록 양념한다.

③ 넓적한 그릇에 녹말가루를 담아 양념한 간을 한 조각씩 넣어 앞뒤로 골고루 녹말가루를 입힌다.

④ 기름이 180℃로 끓으면 녹말가루 입힌 간을 튀긴다.

고핵산 식이 요법의 실천 6

핵산 합성을 촉진하는 순무 요리

핵산은 외부로부터의 음식물 섭취로 생성됨은 물론 체내에서도 합성된다. 핵산의 체내 합성은 탄수화물이나 단백질 등의 영양소에 의해 가능하다. 그런 의미에서 핵산은 비타민과 같은 필수 영양소가 아니라 체내에서 자급되는 호르몬과 같다.

그러나 몸 속에서 합성되는 핵산은 나이를 먹으면서 줄어든다. 그양이 어느 정도인지 확실히 알 수는 없지만 그로 인해 몸의 노화 현상이 나타난다.

부족해지는 핵산을 보충하기 위해서는 고핵산 식품을 많이 섭취하여 체내의 핵산 합성을 촉진해야 한다.

고핵산 식이 요법의 여섯 번째 실천은 주 1회나 2회 정도 순무를 섭취하는 것이다.

순무는 다른 야채와 마찬가지로 핵산의 함유량이 그다지 많지 않다.

184

그러나 고핵산 식이 요법에서는 매우 중요한 위치를 차지하고 있다.

왜냐하면 핵산이 우리 몸 속에서 합성될 때 필요한 아미노산이 들어 있기 때문이다. 또한 무에는 뇌의 기능을 높이는 중요한 영양소도 포함되어 있다.

 저자가 권하는 핵산 메뉴 ■--------------------------------------

[순무와 튀긴 두부 샐러드]

○ 재 료

순무 3개, 튀긴 두부 2모, 햄 4장, 마요네즈 2큰술, 청주 1큰술, 양상추 4장, 소금, 후추

○ 만들기

① 순무는 껍질을 벗겨 5mm 두께로 잘라 채썬다.

② 튀긴 두부는 양면을 살짝 구워 가늘게 썰고, 햄은 채썬다.

③ 마요네즈와 술을 섞어 소금, 후추로 간을 한 다음, ①과 ②를 섞어 양상추 위에 올려 놓는다.

[순무 연어 김치]

○ 재 료

순무 6개, 순무의 잎 1개분, 소금에 절인 연어 2토막, 다시마 약간

◐ 만들기

① 순무는 줄기를 1cm 정도 남기고 껍질을 벗긴다. 세로로 3쪽으로 자르고 각각 두께의 절반 정도 칼집을 넣는다. 잎은 깨끗이 씻어서 물기를 뺀다.

② 연어는 껍질과 뼈를 없애고, 얇고 어슷하게 포를 뜬다(냉동고에서 약간 얼리면 자르기 쉽다). 다시마는 물에 적셔 부드럽게 하고 5cm 정도 길이로 자른다.

③ 순무의 칼집을 낸 곳에 연어를 넣는다. 용기 밑에 ①의 잎을 깔고 순무를 놓는 식으로 번갈아 가며 놓고 나서 맨 위에 다시마를 놓는다. 묵직한 돌을 얹어 눌러서 하룻밤을 재워 둔다.

[순무 찜]

◐ 재 료

순무 6개, 생선(넙치, 농어, 옥돔 등) 4토막, 소금 $\frac{1}{3}$작은술, 술 $\frac{1}{4}$컵, 달걀 1개, 소금 $\frac{1}{3}$작은술, 미나리 약간

소(속) 재료 : 맛국술 1컵, 소금 $\frac{1}{4}$작은술, 국간장·청주 1작은술씩, 녹말가루 1작은술, 물 2작은술

◐ 만들기

① 생선은 소금을 뿌린다. 냄비에 술과 물 $\frac{1}{4}$컵을 부어 끓으면 생선을 나란히 놓고 뚜껑을 덮어 4~5분간 끓인다.

② 순무는 껍질을 벗겨 강판으로 갈아서 가볍게 물기를 뺀다.

③ 달걀은 노른자와 흰자로 나누어 흰자는 거품기로 거품을 내고, 노

른자는 소금과 ②를 넣어 섞은 다음 흰자와 함께 잘 섞는다.

④ 그릇에 생선을 담아 ③을 끼얹고, 찜통에서 김이 나면 넣어서 4~5
분간 찐 다음 미나리를 얹는다.

⑤ 냄비에 소(속) 재료를 합쳐서 끓이다가 물에 탄 녹말을 넣어 걸쭉하
게 되면 ④에 붓는다.

귀중한 단백질의 보급원 콩 요리

:

예부터 콩은 '밭에서 나는 소고기'라고 일컬을 정도로 영양이 우수한 식품으로 알려져 있다. 따라서 고핵산 식이 요법에서 빠트릴 수 없는 식품이라 할 수 있다.

콩에는 비타민 B_1, E, 니아신[12], 판토텐산, 엽산[13] 등의 영양분이 있다. 이 중 고핵산 식이 요법과 관련하여 특히 중요한 것이 비타민 E, 즉 토코페롤이다.

비타민 E는 몸의 노폐물이 산화되는 것을 막기 때문에 젊어지게 하는 비타민이라고도 한다.

또 동물의 생산 기능에도 작용하며, 이것이 부족하면 불임증이나 정

---

12) 비타민의 일종. 체내 산화 작용을 위한 수소를 전달한다.
13) 비타민의 일종. 아미노산과 핵산의 염기(아데닌, 시토신, 구아닌, 티민) 생성에 필요하다.

자 형성의 기능 퇴화 등의 장애를 일으킨다. 그리고 칼슘과 칼륨, 마그네슘 등의 미네랄 함유량도 많다. 칼슘은 뼈의 성분도 되지만 충분히 섭취하면 심장병과 고혈압, 신장 결석을 예방한다.

반대로 칼륨이나 마그네슘이 부족하면 신경이 마비되거나 쉽게 흥분하는 증세가 나타나기도 한다.

고핵산 식이 요법의 일곱 번째 실천은 주 1회나 2회 콩류를 섭취하는 것이다. 이미 말했듯이 콩은 밭에서 나는 소고기라고 할 정도로 많은 단백질을 가지고 있다.

날씬해지기 위해 혹은 콜레스테롤 수치를 낮추기 위해 육류를 피하고 있는 사람들에게 콩은 귀중한 단백질 보급원이 된다.

한 실험을 소개한다.

쥐를 두 그룹으로 나누어, 한쪽 그룹에는 단백질원으로 콩을 먹이고 다른 한쪽에는 소고기를 먹여 여러 가지 운동 기능을 조사하였다. 소고기를 먹은 그룹은 콩을 먹은 쥐에 비해 순발력은 뛰어났지만 지구력이 떨어졌다.

또 두 그룹의 쥐를 물에 넣었더니 소고기를 먹은 쥐는 15분만에 기운을 잃고 말았지만, 콩을 먹은 쥐는 평균 45분, 즉 소고기를 먹은 쥐보다 3배나 오래 헤엄쳤다. 이것은 콩에 포함되어 있는 풍부한 핵산의 효과 때문이라 할 수 있다.

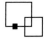

[콩비지 찌개]

◑ 재 료

흰콩 2컵, 돼지 갈비 300g, 김치 ½포기, 깨소금 · 참기름 · 후춧가루 조금씩, 양념장(진간장 3큰술, 고춧가루 3큰술, 다진 파 2큰술, 다진 마늘 1큰술, 붉은 고추 · 풋고추 다진 것 1큰술씩, 깨소금 1큰술, 참기름 ½큰술)

◑ 만들기

① 흰콩은 깨끗이 씻어 물에 충분히 담가 불린다. 통통하게 불면 찬물에 헹궈가며 손으로 비벼 껍질을 벗긴다.

② 돼지 갈비는 잘게 토막친 뒤 찬물에 담가 핏물을 뺀다. 핏물이 거의 빠지면 깨끗이 씻어 빨리 익도록 군데군데 칼집을 낸다.

③ 김치는 속을 털어 내고 물기를 짠 뒤 잘게 썰어 다진 파, 다진 마늘, 참기름, 깨소금, 후춧가루를 넣고 양념한다.

④ 통통하게 불린 콩을 믹서에 넣고 갈 수 있을 정도로만 물을 부어 곱게 간다.

⑤ 달군 냄비에 기름을 두르고 손질한 돼지 갈비를 볶다가 김치를 넣고 같이 볶으면서 양념을 한 다음, 물을 자작하게 붓고 푹 끓인다.

⑥ 갈비가 푹 무르고 국물 맛이 충분히 우러나면 콩비지를 넣고 뚜껑을 덮은 채 비지가 익을 때까지 젓지 않고 끓인다. 붉은 고추 다진 것을 얹고 불에서 내린다.

[콩 샐러드]

◑ 재 료

흰 강낭콩 2컵, 햄 100g, 셀러리 2대, 당근 $\frac{1}{2}$개, 토마토 1개, 치커리 · 파슬리 · 포도 프렌치 과일드레싱(식물성 기름 4큰술, 식초 2큰술, 소금 1작은술, 체리 1개, 파인애플 $\frac{1}{2}$개, 키위 $\frac{1}{4}$개, 오렌지 주스 3큰술, 설탕 1작은술)

◑ 만들기

① 흰 강낭콩은 하루 정도 충분히 불린 다음 부드러워지도록 푹 삶는다.

② 햄은 콩의 $\frac{1}{3}$ 정도 크기로 네모나게 썰고, 셀러리는 억센 껍질을 벗기고 햄 크기로 썬다. 당근은 끓는 물에 삶아서 햄 크기로 썬다. 토마토는 씨를 빼고 8~16등분하고, 치커리는 깨끗이 씻어 손으로 뜯어 둔다.

③ 체리, 파인애플, 키위는 각각의 형태가 구분될 정도의 크기로 썬다. 그리고 식물성 기름, 식초, 소금을 잘 섞어 프렌치드레싱을 만든 다음 과일과 오렌지 주스, 설탕을 넣고 골고루 젓는다.

④ 치커리와 토마토를 돌려 담고 햄, 셀러리, 당근을 가운데에 담은 후 콩을 얹어 낸다. 드레싱은 먹기 직전에 끼얹는다.

[두부 탕수]

◑ 재 료

두부 $\frac{1}{2}$모, 고구마 $\frac{1}{2}$개, 녹말가루 · 식물성 기름 조금씩, 소스(피망

1개, 목이버섯 3개, 귤 1개, 녹말가루 3큰술, 다시마(사방 10cm) 1장, 물 1컵, 진간장 1큰술, 설탕 1큰술, 식초 1½큰술, 소금 약간)

○ 만들기

① 두부는 한 입 크기로 네모나게 썰어 소금을 솔솔 뿌려 둔다. 고구마도 껍질을 벗기고 두부와 같게 썬다.

② 피망은 깨끗이 씻어 꼭지를 떼고 반 잘라 씨를 턴 다음, 한입 크기로 어슷하게 썬다. 목이버섯은 미지근한 물에 불려 큼직하게 썬다.

③ 귤은 껍질을 벗겨 한 쪽씩 떼어 놓는다. 녹말가루는 물 6큰술에 풀어 놓는다. 다시마는 깨끗이 씻어 팔팔 끓는 물 1컵을 넣고 살짝 끓여 다시마는 건지고 국물은 받아 둔다.

④ 프라이팬에 기름을 넉넉히 두르고 뜨거워지면 두부에 녹말 가루를 고루 입혀 지져 내는 것처럼 튀긴다. 고구마는 그냥 튀긴다.

⑤ 소스는 준비한 다시마 국물에 진간장을 넣어 색을 내고 설탕, 식초, 소금을 넣어 간을 맞춘 다음, 팔팔 끓으면 준비한 피망, 목이버섯, 귤을 넣고 끓인 후 녹말물을 풀어 걸쭉하게 만든다.

⑥ 접시에 튀긴 두부와 고구마를 담고 뜨거운 소스를 뿌린다.

핵산의 대사 작용을 돕는 야채 요리

:

'고핵산 식이 요법'의 기본은 고핵산 식품의 섭취에 있다. 하지만 아무리 핵산을 많이 섭취하더라도 그 대사 작용을 돕는 영양소가 몸 속에 없다면 핵산은 제 기능을 발휘하지 못할 것이다.

극단적으로 말해 핵산만 많이 섭취해야 한다면 핵산을 추출한 정제를 먹으면 될 것이다. 그러나 인간의 신체 기능은 다양한 영양소가 관계하고 서로 작용함으로써 비로소 정상적인 상태를 유지한다.

고핵산 식이 요법의 여덟 번째 실천은 매일 아스파라거스, 래디시, 시금치, 양송이, 양배추 중 어느 한 가지를 먹는 것이다. 이들 식품은 야채 중에서 핵산치가 비교적 높은 것들이다. 게다가 야채류에는 각종 비타민, 미네랄이 풍부하다.

예를 들면, 시금치에는 비타민 A, C, 철분, 엽산이 많고, 양송이에는 비타민 B_2, 래디시에는 인 등 다양한 영양소가 포함되어 있다. 모두 사람의 몸에 없어서는 안될 것들이다.

비타민 A가 부족하게 되면 피부와 시력이 약해지고, 비타민 C와 철분을 충분히 섭취하면 빈혈을 예방할 수 있다. 또 비타민 B_2는 아미노산과 지방, 탄수화물을 대사시키고, 인은 혈액을 중화하거나 비타민 B_1, B_2 등과 결합해 보효소가 되며, ATP를 만들어 몸의 신진대사 에너지를 높인다.

 저자가 권하는 핵산 메뉴 ■ ------------------------------------

[양송이 샐러드]

❍ 재 료

양송이버섯 40g, 양배추 30g, 양파 10g, 파슬리 5g, 소스(양겨자 2g, 식초 3g, 식물성 기름 5g, 소금 약간)

❍ 만들기

① 양송이버섯은 뿌리에 묻어 있는 모래를 조심스럽게 털어내고 깨끗이 씻어 물기를 없앤 후 세로로 썰어 냉장고에 넣어 둔다. 양배추는 한 잎씩 떼어 흐르는 물에 씻어 한입 크기로 뜯어 놓는다. 양파와 파슬리도 깨끗이 씻어 곱게 다진다.

② 소스는 분량의 양겨자, 소금, 식초, 식물성 기름을 한데 넣어 골고루 섞는다.

③ 만들어 놓은 소스에 다진 양파를 넣어 섞는다.

④ 우묵한 그릇에 양배추를 돌려가며 담은 후 냉장고에 넣어 둔 양송

이버섯을 그득하게 담아 소스를 끼얹는다. 그 위에 다진 파슬리를
뿌려 장식한다.

[시금치 국]

○ 재 료

시금치 100g, 모시조개 6개, 소고기 30g, 고추장 1큰술, 실파 2뿌
리, 마늘 2쪽, 소금 · 간장 · 화학 조미료 약간

○ 만들기

① 시금치는 뿌리를 다듬어 깨끗이 씻는다. 끓는 소금물에 뿌리 쪽부
   터 넣고, 뚜껑을 연 채 파랗게 데쳐 찬물에 헹군다. 모시조개는 솔
   로 문질러 씻어 연한 소금물에 담가 둔다.

② 소고기는 선홍색의 살코기로 준비하고, 실파는 깨끗이 다듬어 길이
   5cm로 썰고, 마늘은 곱게 다진다.

③ 냄비에 납작하게 썬 고기와 고추장을 넣어 볶는다. 고기에 고추장
   이 고루 배고, 또 달라붙지 않도록 나무 주걱으로 저어 준다.

④ 고기가 어느 정도 익으면 물을 부어 끓인다. 팔팔 끓으면 해감을 토
   해 낸 모시조개를 넣어 국물 맛이 어우러지도록 한다. 조개 입이 벌
   어질 때까지 끓인다.

⑤ 국물이 팔팔 끓을 때 데친 시금치를 넣어 살짝 끓인다. 싱거우면 고
   추장이나 간장으로 간을 맞춘다.

⑥ 길쭉하게 썬 파와 다진 마늘을 넣는다. 시금치가 너무 무르지 않도
   록 끓으면 얼른 불에서 내려 그릇에 담아 낸다.

[아스파라거스 오징어 볶음]

○ 재 료

아스파라거스 2다발(300g), 물오징어 150g, 술 1작은술, 생강즙 $\frac{1}{2}$작은술, 녹말가루 $\frac{1}{2}$작은술, 샐러드 기름 2큰술, 양념(술 1큰술, 설탕 1작은술, 소금 $\frac{1}{2}$작은술, 간장 1작은술)

○ 만들기

① 아스파라거스는 2분 정도 가볍게 삶아 소쿠리에 펴서 식힌 후 4cm로 썰어 술, 생강즙을 뿌린다.

② 오징어는 껍질 쪽에 가로 세로의 칼집을 내고 넓이 2cm, 길이 4cm로 썰어 술, 생강즙을 뿌린다.

③ 양념을 하여 섞어 놓는다.

④ 프라이팬에 기름 1큰술을 붓고 뜨겁게 한 다음, 오징어에 녹말가루를 묻혀서 재빨리 볶아 낸다.

⑤ 같은 냄비에 남은 기름을 더 부어 아스파라거스를 볶고, 오징어를 넣은 다음 양념을 넣고 전체를 볶아 낸다.

[양배추 새우볶음]

○ 재 료

양배추 500g, 파 1대, 생강 큰것 1쪽, 새우 12마리, 소금 약간, 녹말가루 1$\frac{1}{2}$큰술, 샐러드 기름 2큰술, 양념(소금 $\frac{2}{3}$작은술, 수프 가루 $\frac{1}{3}$작은술, 후춧가루 약간, 물 3큰술, 술·참기름 1큰술씩), 튀김 기름

○ 만들기

① 양배추는 송이를 작게 나누어 소금을 약간 넣은 물로 삶는다.

② 파는 길이 2cm, 생강은 껍질을 벗겨 얄팍하게 썬다.

③ 새우는 꼬리를 남기고 껍질을 벗긴 다음, 등을 갈라 모래집을 없애고 꼬리 끝은 V자로 자른다. 소금을 약간 뿌리고 녹말가루를 묻힌다. 튀김 기름을 180℃쯤 되게 하여 새우를 튀긴다.

④ 양념의 재료를 섞는다.

⑤ 프라이팬에 샐러드 기름을 넣어 뜨겁게 하여 생강을 넣고 가볍게 볶은 후 ①∼③까지의 재료를 넣고 높은 온도에서 재빨리 볶은 뒤 ④의 양념을 넣어 끓으면 녹말 물을 섞는다.

고핵산 식이 요법의 효과를 높이는 세 가지 원칙

:

이상의 8가지 실천 항목이 고핵산 식이 요법의 전부이다. 만약 매일 정어리를 먹고 싶다면 그렇게 해도 무방하다. 일주일에 하루나 이틀은 생선이 아니라 고기를 먹어야 할 사정이 있다면 그것도 괜찮다. 규칙에는 예외가 있는 법이다.

그러나 고핵산 식이 요법을 실행하는 이상 다음의 세 가지 항목은 반드시 지켜야 한다.

고핵산 식이 요법의 효과를 높이는 첫 번째 원칙은 물을 많이 섭취하라는 것이다. 이것을 지키지 않으면 혈액 속의 요산치가 높아져 장애가 일어날 가능성이 있다. 신장 결석과 통풍이 그것이다.

성인의 하루 오줌량이 약 1 l 라면 고핵산 식이 요법을 실행하는 사람은 그 배인 2 l 정도의 물을 섭취해야 한다. 즉, 평소보다 많이 마셔야 한다. 매일 적어도 4컵 정도의 물은 반드시 마셔야 한다.

왜 핵산 식품이 그러한 병을 유발하는가?

이유는 핵산의 일부가 몸 속에서 분해되어 요산으로 바뀌기 때문이다. 요산은 혈액 속에 녹아나오는데 그 농도가 높아지면 결정을 만들기 쉽다. 그 결정이 관절에 생겨 장애를 일으키는 것을 통풍이라 하고, 신장에 생겨 장애를 일으키는 것을 신장 결석이라 한다.

건강한 사람이라면 어떤 고핵산 식품을 먹어도 이상이 없지만, 혈액 속의 요산치가 높은 사람의 경우 이 같은 장애가 일어난다.

그래서 물을 많이 마셔 혈액 속의 요산을 몸 밖으로 내 보내야 하는데, 주로 오줌으로 배설된다. 같은 수분이어도 땀으로는 배설되지 않는다.

따라서, 더운 여름철에는 다른 때처럼 4컵 분량의 물을 마셨어도 땀으로 많이 배출되어 오줌의 양이 줄어들기 때문에 1, 2컵의 물을 더 마시는 것이 좋다.

그러나 식사 중에는 마시지 않아야 한다. 위액이 묽어져 음식을 소화시키는 능력이 떨어지기 때문이다.

주의해야 할 것은 지금까지 권장한 고핵산 식품의 대부분은 의사가 통풍 환자에게 금하고 있는 것들이다.

그러나 의사의 철저한 진단하에서 고핵산 식이 요법을 실행한다면 오히려 통풍의 치료에 효과를 볼 수도 있다.

물론 통풍 환자뿐만 아니라 의사에게 치료를 받고 있는 사람이라면 반드시 의사의 지시에 따라야 한다. 특히 다른 식이 요법을 하고 있다면 더 말할 나위가 없다.

고핵산 식이 요법의 효과를 높이는 두 번째 원칙은 우유를 많이 섭

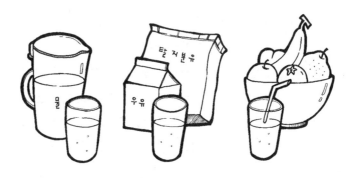

취하라는 것이다.

  고핵산 식이 요법을 실행하고 있는 사람에게 우유는 단순히 수분을
보충하는 그 이상의 의미가 있다. 우유는 알칼리성 식품이기 때문에
혈중 요산치가 증가하는 것을 예방한다. 그리고 우유에는 각종 미네랄
이 풍부하므로 일석이조인 셈이다. 그래서 매일 두 컵의 우유는 마셔
야 한다.

  같은 우유라도 탈지유가 더 좋다. 지방을 제거한 탈지유를 마시는
이유는 살이 찌지 않기 위해서이다. 일반 우유 두 컵에는 약 200칼로
리 정도의 열량이 포함되어 있지만, 탈지유는 그 절반 수준이다. 하지
만 영양가는 별 차이가 없다.

  그러므로 일반 우유를 잔뜩 마셔 포만감으로 인해 중요한 핵산 식품
을 먹지 못하는 것은 어리석은 일이다. 우유 자체에는 핵산이 전혀 포
함되어 있지 않다.

  고핵산 식이 요법의 효과를 높이는 세 번째 원칙은 매일 한 잔의 과
일 주스나 야채 주스를 마시라는 것이다.

  과일·야채 주스는 우유와 마찬가지로 알칼리성이기 때문에 역시 혈중 요산치가 증가하는 것을 예방한다. 동시에 과일이나 야채에 포함되어 있는 각종 비타민이 음식물에서 얻은 야채의 섭취 효과를 더 높여 준다.

한편, 시중에서 판매하는 주스는 피하는 것이 좋다. 시간이 지나면 산화되어 비타민류가 파괴되기 때문이다.

따라서 믹서 등을 이용해 직접 만들어 먹는 것이 가장 이상적이다. 이렇게 하면 비타민류는 거의 파괴되지 않고 흡수할 수 있다. 그리고 만든지 하루 이내에 마시도록 한다.

주스를 만드는 재료로 적당한 과일은 사과, 귤, 복숭아, 바나나, 딸기, 파인애플, 포도, 레몬 등이 좋다. 야채로는 양배추, 인삼, 셀러리, 토마토, 아스파라거스, 무, 양상추, 파슬리 등이 적당하다.

이상의 세 가지 주의 사항을 철저히 지켜 고핵산 식이 요법을 시작한다면 분명 원하는 결과를 이룰 것이다.

그 외의 사항은 원칙에서 조금 벗어나도 상관 없다. 자신이 좋아하는 재료, 좋아하는 요리를 먹으면서 식이 요법을 즐기기 바란다.

비타민제의 병용은 효과를 배로 높인다

또 한 가지 고핵산 식이 요법의 효과를 높이고자 하는 사람에게 일러두고 싶은 것이 있다.

어떤 미국인 의사가 "미국 사람은 세계에서 제일 비싼 오줌을 눈다"고 말하였다. 많은 미국인들이 거의 매일 각종의 비타민제를 먹기 때문이다.

확실히 오늘날에는 각기병이나 괴혈병 등과 같은 비타민 결핍으로 인한 질병에 시달리는 경우가 드물다. 그렇다고 비타민제를 대량 섭취하여 더 큰 효과를 기대해서는 안된다. 오히려 과도한 양을 섭취하여 역효과를 일으키는 예도 있기 때문이다.

비타민은 자기 혼자서는 결코 작용하지 않는다. 비타민은 어디까지나 다른 영양소나 효소의 작용을 돕는 매개체이다.

다음은 비타민의 대량 투여에 관한 서로 다른 임상 보고이다.

라이너스 폴링 박사는 비타민 C의 대량 투여는 감기의 치료법으로 효과가 있다고 발표했다. 5년 뒤, 미국 공중위생사무국의 조사에 따르면 비타민 C의 대량 투여 결과 나바호족(아메리칸 인디언) 아이들이 감기에 걸려 있는 기간을 약 30퍼센트 단축시켰다고 한다.

그 뒤 캐나다의 한 유명한 의학자는 감기 초기에 대량의 비타민 C를 투여하면 감기가 빨리 낫기는 하나, 감기의 예방에는 거의 아무런 도움이 되지 않는다고 밝혔다.

한편, 『미국 의학회 저널』지의 기사에 따르면 과거 35년 간 발표된 모든 연구 보고는 비타민 C의 대량 투여 효과를 증명하지 못한 것으로 나타났다.

또한, 미국의 보건사회부는 이 대량 투여한 분량의 10배에서 12배의 비타민 C를 복용해도 몸에는 영향이 없다고 밝혔다. 비타민 C 이외의 다른 비타민에 대해서도 비슷한 논란이 있다.

도대체 어떤 주장을 따라야 하는가? 과연 대량의 비타민제를 먹음으로써 단순히 비싼 오줌만 누는 것일까? 아니면 건강을 높이고 있는 것일까?

최선의 해답은 우리가 비타민제와 함께 어떤 식품을 먹느냐에 달려 있다. 지금까지 많은 사람들에게 고핵산 식이 요법을 지도해 온 결과 비타민제를 먹지 않아도 충분한 효과를 볼 수 있었다. 물론 비타민제를 병용한 경우 더 뛰어난 효과가 있었다.

결론을 말하자면 보통 식사를 하는 사람은 비타민제를 많이 먹더라도 건강에 미치는 효과가 그다지 크지 않다는 점이다.

그러나 고핵산 식이 요법을 실천하고 있는 사람이라면 뚜렷한 효과를 볼 수 있다. 비타민과 핵산이 서로 상승 작용을 하여 각각 단독으로 섭취하는 것보다 몇 배의 효과가 있기 때문이다.

외식할 때도 핵산 식품을 골라 먹는다

고 핵산 식이 요법은 일주일을 단위로 한다. 보통 일주일에 21회 먹는 식사 중 고핵산 식이 요법이 적용되는 것은 8~10회이다. 따라서 바쁜 일상이더라도 어렵지 않게 실행할 수 있을 것이다.

고핵산 식이 요법은 자신이 직접 준비하고 조리한 핵산 식품으로 하는 것이 중요하다. 그러나 여건상 모든 사람이 하루의 식사를 세 번 다 집에서 할 수는 없다. 오히려 밖에서 식사를 하는 경향이 날로 많아지고 있다.

대체로 일주일에 몇 번 외식을 하는가?

주로 간단히 먹는 아침 식사를 제외하고 칼로리 계산을 할 수 있을 만한 실질적인 식사 중 3분의 1 정도를 외식으로 해결하고 있다면, 당신은 진지하게 외식 메뉴를 선택하는 법을 고려해야 한다.

만약 일주일의 식사 중 절반 이상을 외식으로 해결한다면 당신은

'외식 영양학'에 대해 전문가가 되어야 할 필요가 있다. 그렇게 하지 않는다면 영양의 균형이 깨져, 피부에 윤기가 없어지는 등 노화가 빨라질 뿐이다.

그렇다고 식사 때마다 어려운 칼로리 계산이나 영양 분석을 할 필요는 없다. 고핵산 식품을 많이 섭취하도록 하면 된다.

노화를 막는 핵산이야말로 고핵산 식이 요법의 뼈대이다. 그러나 핵산이 어떤 식품에 포함되어 있는지 제대로 알고 있는 사람은 드물다.

왜냐하면 지금까지의 영양학에서는 핵산이 철저히 무시되고 있었기 때문이다. 핵산이라고 하면 으레 생화학자나 분자생물학자가 실험실 안에서 추출한다거나 합성하는 물질, 즉 영양학과는 전혀 무관한 것으로 알았다.

그러나 연구에 의하면 우리 몸을 구성하고 있는 기본 단위인 세포의 활동을 조절하는 가장 중요한 물질이 바로 핵산이다. 따라서 핵산을 많이 포함하고 있는 음식을 먹게 되면 우리 몸의 세포 하나하나를 활성화하여 늘 젊음을 유지할 수 있게 해 준다.

핵산은 나이를 말해 주는 늘어진 피부와 주름에 긴장과 탄력을 주고, 빠지거나 가늘고 약해진 머리카락을 풍부하고 건강하게 만들어 준다. 그런가 하면 약해지기 시작한 체력을 젊었을 때처럼 건강하게 해 주고, 무너지기 시작한 몸매를 바로잡아 주기도 한다.

따라서 어디서, 어떤 식사를 하더라도 핵산이 많이 함유된 음식을 먹어야 한다.

정어리 · 연어 · 송어 · 대구 · 다랑어 · 청어 · 넙치 등의 어류와 그 밖에 잔 생선류, 대합 · 모시조개 · 굴 · 게 · 오징어 · 새우 등의 해물류, 간(소, 돼지, 닭) · 닭고기 등의 육류, 대두 · 완두 · 강낭콩 등의 콩류, 양송이 · 표고버섯 등의 버섯류, 순무 · 무 · 시금치 · 양파 · 파 등의 야채류가 대표적인 핵산 식품들이다.

가정에서 요리를 할 때도 이들 고핵산 식품을 많이 이용하도록 해야 한다. 또 핵산은 열을 가해도 거의 분해되지 않기 때문에 조리법은 어떤 것이어도 상관없다.

그 밖에 소고기와 돼지고기에도 핵산이 비교적 풍부하게 포함되어 있지만 지방과 콜레스테롤이 너무 많으므로 삼가는 것이 좋다.

다음은 핵산 식품을 섭취할 때의 몇 가지 주의사항이다.

* 콜레스테롤의 축적을 피하기 위해서는 돼지기름이나 소기름 등의 동물성 기름보다는 샐러드유, 면실유로 만든 요리를 선택한다.
* 고혈압을 예방하기 위해서는 염분, 화학조미료를 많이 쓰지 않은 것을 선택한다.
* 비타민, 미네랄류를 섭취하는 동시에 체내의 혈중 요산치가 증가하는 것을 예방하기 위해서는 야채를 많이 먹는다. 비타민은 고핵산 식품을 먹고 있는 사람에게 특히 효과적이다.

[표4] 식품의 푸린체 함유량

	0~25	26~50	51~75	76~100	101~125	126~500
젖·알류	우유(0) 치즈(3) 달걀(0) 연어알젓(8) 말린청어알(10)		대구알(57)			
어패류		잉어(45) 참가자미(49) 빙어(42) 장어(41) 대합(48) 무당게(47) 참치통조림(50)	참치(67), 삼치(60) 참돔(55), 넙치(57) 청어(60), 전갱이(72) 고등어(52), 방어(52) 연어(52), 은어(58) 농어(51), 꽁치(68) 한치(71), 보리새우(65) 바다참게(63)	가다랑어(90) 정어리(80) 굴(81) 말린오징어(80) 중간새우(86) 옥새송어(81)	큰새우(112) 크릴(81) 말린전갱이(109)	말린정어리(133) 가다랑어포(213) 말린멸치(339)
육류	소시지(16)	*돼지 : 어깨살(42) 로스(40) 안심(33) *소 : 갈비(31) 어깨살(38) 등심(42) 정강이(46) 넓적다리(47) 양고기(42) 어린양고기(40) 고래살(50)	*돼지 : 등심(52) 안쪽넓적다리(51) 염통(52) *닭 : 날개(60) 넓적다리(54) 가슴살(66)	돼지콩팥(91) 소콩팥(80) 소염통(81)	돼지간(123) 소간(102)	닭간(148)
콩류	두부(15)	팥(38)	청국장(53)	일반콩(84)		
야채류	팽이버섯(25) 양송이(18)	꽃양배추(28)	느타리버섯(71) 시금치(55)			말린표고버섯(181)
곡류	백미(13) 현미(18) 밀가루(9) 보리(22)	메밀가루(38)				

주1) 푸린체란 핵산 따위에 포함되는 푸린 핵을 말하며, 그 함유량에 3.5배를 하면 대강의 핵산 함유량을 알 수 있다.

주2) 식품 100g 중의 푸린체 함유량

고핵산 식이 요법을 직접 체험해 보자

건강하다는 것은 지극히 자연스러운 상태이다. 건강에 이상이 생겼을 때 약에 의존하여 일시적인 효과를 누리기보다는 보다 근본적인 치료가 필요하다. 그 방법이 바로 음식 조절을 통한 식이 요법이다.

식이 요법은, 약효가 강한 반면에 위험할 수도 있는 약에 비해 효과가 뛰어나면서도 훨씬 안전하다.

좋은 식사가 건강에 필수라는 것은 누구나 인정하고 있다. 좋은 식사는 건강을 유지하게 할 뿐 아니라, 병을 치료하는 데도 효과가 있다. 동시에 노화를 막고 젊음을 유지시켜 준다.

좋은 식사란 다름 아닌 고핵산 식품이나 핵산을 보충하는 다양한 영양분을 섭취하는 것이다. 이에 대해서는 이미 자세하게 언급하였다.

그리고 핵산 식품이 얼굴과 피부, 머리, 몸에 어떠한 효과를 가져오는지에 대해서도 말하였다. 나아가 고핵산 식이 요법이 실제로 병을 치료하고 건강을 되찾게 한 예도 많이 소개했다.

　고핵산 식이 요법은 병을 치료하거나 예방하는데 있어서 약을 사용하는 것 이상의 효과를 발휘한다. 이제 당신도 고핵산 식이 요법을 직접 체험할 때이다.

핵산을 알면 20년 젊어진다!

1994년 3월 2일 초판(도서출판 비안)
2002년 7월 30일 2판 1쇄
2019년 1월 30일 2판 6쇄

지은이 : 벤저민.S. 프랭크
옮긴이 : 박영한
펴낸이 : 남상호

펴낸곳 : 도서출판 **예신**
　　　　www.yesin.co.kr

(우) 04317 서울시 용산구 효창원로 64길 6

전화 : 704-4233/팩스 : 335-1986

등록 : 제3-01365호 (2002.4.18)

값 12,000 원

ISBN : 89-5649-001-5

◉ 저이 책은 1994년 3월 2일 도서출판「비안」에서 발
　행한 것을 본사에서 인수 개정·증보하였습니다.